essentials

Essentials liefern aktuelles Wissen in konzentrierter Form. Die Essenz dessen, worauf es als „State-of-the-Art" in der gegenwärtigen Fachdiskussion oder in der Praxis ankommt. *Essentials* informieren schnell, unkompliziert und verständlich

- als Einführung in ein aktuelles Thema aus Ihrem Fachgebiet
- als Einstieg in ein für Sie noch unbekanntes Themenfeld
- als Einblick, um zum Thema mitreden zu können

Die Bücher in elektronischer und gedruckter Form bringen das Fachwissen von Springerautor*innen kompakt zur Darstellung. Sie sind besonders für die Nutzung als eBook auf Tablet-PCs, eBook-Readern und Smartphones geeignet. *Essentials* sind Wissensbausteine aus den Wirtschafts-, Sozial- und Geisteswissenschaften, aus Technik und Naturwissenschaften sowie aus Medizin, Psychologie und Gesundheitsberufen. Von renommierten Autor*innen aller Springer-Verlagsmarken.

Patric U. B. Vogel · Jennifer Borrelli ·
Claudia Dochow

Funktionsträger im GMP-Umfeld

Leiter der Qualitätskontrolle, Leiter
der Herstellung und Qualified
Person

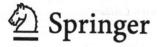 Springer

Patric U. B. Vogel
Cuxhaven, Deutschland

Jennifer Borrelli
Hamburg, Deutschland

Claudia Dochow
Köthen/Anhalt, Deutschland

ISSN 2197-6708 ISSN 2197-6716 (electronic)
essentials
ISBN 978-3-662-68719-2 ISBN 978-3-662-68720-8 (eBook)
https://doi.org/10.1007/978-3-662-68720-8

Die Deutsche Nationalbibliothek verzeichnet diese Publikation in der Deutschen Nationalbibliografie; detaillierte bibliografische Daten sind im Internet über http://dnb.d-nb.de abrufbar.

Planung/Lektorat: Stefanie Wolf
Springer ist ein Imprint der eingetragenen Gesellschaft Springer-Verlag GmbH, DE und ist ein Teil von Springer Nature.
Die Anschrift der Gesellschaft ist: Heidelberger Platz 3, 14197 Berlin, Germany

Das Papier dieses Produkts ist recyclebar.

Was Sie in diesem *essential* finden können

- Eine Übersicht über wichtige GMP-Funktionsträger
- Eine kurze Darstellung der rechtlichen Anforderungen zur fachlichen Qualifikation und der organisatorischen Stellung der Funktionsträger
- Eine Übersicht über die Aufgaben und Pflichten der Funktionsträger
- Eine Darstellung des Berufsalltags in den Bereichen Herstellung, Qualitätskontrolle und Chargenfreigabe
- Beispiele für mögliche Sonderaufgaben der Funktionsträger

Inhaltsverzeichnis

Rechtliche Anforderungen zur Qualifikation und organisatorische Stellung der Leiter der Qualitätskontrolle und Herstellung und der Qualified Person

1

Pharmazeutische Unternehmen, die **Arzneimittel** herstellen, unterliegen umfangreichen gesetzlichen und regulatorischen Anforderungen, um eine gleichbleibende **Produktqualität** und die **Arzneimittelsicherheit** sicherzustellen. Die arzneimittelrechtlichen Regelungen und Vorgaben haben sich über einen langen Zeitraum seit Mitte des letzten Jahrhunderts (Waldron, 2018) als Reaktion auf schwere Zwischenfälle, wissenschaftlichen und technologischen Fortschritt sowie einer wachsenden Expertise auf beiden Seiten, der Pharma-Unternehmen und der Behörden, stetig weiterentwickelt. Dazu gehören auch die Grundsätze der **Good Manufacturing Practice** (**GMP,** auf Deutsch gute Herstellpraxis). Die ersten gesetzlich geregelten GMP-Anforderungen für die Herstellung von Arzneimitteln gab es in den 1970er Jahren in den USA. Heutzutage gibt auch in Europa ein umfangreiches Netz aus gesetzlichen und international anerkannten Mindestanforderungen, die pharmazeutische Unternehmen für bestimmte Abläufe berücksichtigen und erfüllen müssen. Dazu zählen Direktiven der **Europäischen Kommission,** europäische Standards in Form des **EU GMP-Leitfadens,** Richtlinien der europäischen Arzneimittelagentur **EMA** (European Medicines Agency), **ISO-Normen,** international akzeptierte Richtlinien von anerkannten Organisationen wie der **ICH** (International Council for Harmonization) und national in Deutschland das **Arzneimittelgesetz** (AMG) und die dazugehörige Ausführungsverordnung, die **Arzneimittel und- Wirkstoffherstellungsverordnung** (AMWHV) (Blasius, 2014). Der hierarchische Zusammenhang von europäischen Direktiven über nationales Recht bis hin zur Verbindlichkeit des Inhalts

P. U. B. Vogel et al., *Funktionsträger im GMP-Umfeld*, essentials,
https://doi.org/10.1007/978-3-662-68720-8_1

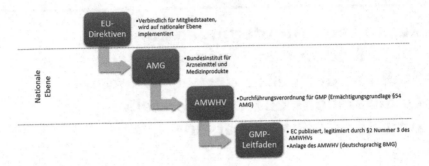

Abb. 1.1 Beziehung von EU-Direktiven und nationalem Recht

des EU GMP-Leitfadens für das Handeln in deutschen Betrieben mit einer Herstellungserlaubnis für Arzneimittel ist in Abb. 1.1 dargestellt. Daneben gibt es weitere länderspezifische Regeln, die zu beachten sind, sofern ein europäisches Unternehmen Zulassungen und den Vertrieb von Arzneimitteln in anderen Regionen anstrebt, wie z. B. das **cGMP** (**c**urrent **G**ood **M**anufacturing **P**ractice) in den USA (Vogel, 2021).

Dabei gibt es einige zentrale Funktionen im pharmazeutischen Betrieb, die grundsätzlich in jedem Betrieb mit Herstellungserlaubnis und eigenen Herstellungs- und Prüfaktivitäten zu finden sind. Dazu gehören die Funktion des **Leiters der Qualitätskontrolle,** des **Leiters der Herstellung** und der **Qualified Person** (auf Deutsch sachkundige Person) (Blasius, 2014). Die Forderung zur Beschäftigung der Qualified Person findet sich bereits in den **EU-Direktiven,** die für die Mitgliedstaaten der EU verbindlich gelten und in nationales Gesetz umgesetzt werden mussten (Abb. 1.1). Somit stellen die EU-Direktiven das Fundament dar, das zentrale Kernpersonal zu vereinheitlichen und länderspezifische Unterschiede abzuschaffen. Alternativ gibt es z. B. in den USA keine ausgewiesene Qualified Person. Dort erfüllt die **Qualitätseinheit** die Aufgaben der hiesigen QP.

Derzeit gibt es Bestrebungen, die Position der **QP** weltweit zu harmonisieren. Zum Beispiel ist die **PIC/S** (**P**harmaceutical **I**nspection **Co**-**Operation Scheme**) eine internationale Kooperation von verschiedenen GMP-Überwachungsbehörden, die u. a. internationale **Qualitätsstandards** erarbeitet und publiziert (ZLG, 2018; Vogel, 2023). Mit Blick auf die erwähnte Harmonisierung hat die PIC/S den Annex 16 (Zertifizierung durch eine sachkundige

Person und Chargenfreigabe) des **EU-GMP-Leitfadens** in ihren eigenen **GMP-Richtlinien** adaptiert und ihre Mitgliedstaaten aufgefordert, diese zu übernehmen (Concept Heidelberg GmbH, 2022).

Der **Leiter der Qualitätskontrolle** (auch **Kontrollleiter** genannt) ist in der **Qualitätskontrolle** angesiedelt. Diese Abteilung erfüllt, wie der Name schon ausdrückt, zahlreiche Aufgaben, die der Kontrolle der Qualität der Produkte dienen. Dazu zählen z. B. die Festlegung von Spezifikationen (Qualitätsanforderungen) für eingesetzte Materialien und Ausgangsstoffe und deren Qualitätsüberprüfung, die Durchführung von analytischen Prüfungen an **Arzneimittel-Produkten,** während der laufenden Herstellung (sog. In-Prozess-Kontrollen) bis zum finalen Endprodukt (Endproduktprüfung), die Lagerung von Rückstell- und Referenzmustern und die Überprüfung der Produktstabilität des Arzneimittels (Vogel, 2020a).

Der organisatorische Aufbau der **Qualitätskontrolle** (QK) ist von vielen Faktoren abhängig, u. a. von der Größe des Unternehmens, der Anzahl der Standorte, Anzahl und Natur der Produkte, ggf. ausgegliederten Tätigkeiten (z. B. Ausführung von Prüfungen in einem externen Prüflabor) und vom etablierten **Qualitätsmanagementsystem** (QMS). Bei kleineren Unternehmen sind meist nur eine bis wenige Personen in der Qualitätskontrolle beschäftigt. Bei größeren Unternehmen findet man häufig eine Unterteilung in Gruppen mit spezialisierten Tätigkeiten, wie der in Abb. 1.2 gezeigte organisatorische Aufbau der Qualitätskontrolle. Der Vorgesetzte der Qualitätskontrolle ist der Abteilungsleiter. Dieser führt das Personal und ist dafür verantwortlich, dass die QK die regulären Aufgaben erfüllt. Der disziplinarische Abteilungsleiter (organisatorische Funktion) stellt keine rechtlich geforderte **GMP-Funktion** dar, ist aber für die Beibehaltung des operativen Geschäftes und als Entscheidungsträger essenziell. In den meisten Fällen fungiert die Person, die die Abteilungsleitung innehat, gleichzeitig auch als **Leiter der Qualitätskontrolle** (GMP-Funktion). Die Qualitätskontrolle kann auch nach amerikanischem Vorbild zusammen mit der Qualitätssicherung als Quality Unit zusammengefasst sein (FDA, 2006).

In der Organisation finden sich unter der Leitungsebene meist zwei nachgelagerte Ebenen. Die mittlere Ebene besteht aus spezialisierten Mitarbeitern (je nach Betrieb auch z. B. QK-Manager genannt), die für bestimmte Teilbereiche zuständig sind. Die **Laborleiter** planen und koordinieren die Durchführung von **analytischen Prüfungen** im Labor, lösen Probleme oder klären aufkommende Fragen, prüfen die Dokumentation von Laborprüfungen, etc. Daneben gibt es teilweise Spezialisten ohne Führung von eigenen Mitarbeitern, z. B. einem Spezialisten, der sich um die Bearbeitung von **Abweichungen** oder **nichtspezifikationskonformen Ergebnissen** kümmert, die dokumentiert, analysiert und

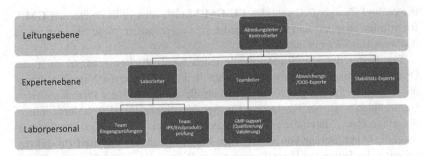

Abb. 1.2 Beispiel für den organisatorischen Aufbau einer Qualitätskontrolle

bewertet werden müssen. An der Basis finden sich die Teams mit den **Operatoren,** die z. B. Proben nehmen, vorbereiten, unter Verwendung von Hilfsmitteln und Geräten analytische Prüfungen ausführen und dokumentieren.

Das „Gegenstück" zum **Leiter der Qualitätskontrolle** ist im Produktionsbereich der **Leiter der Herstellung** (BMJ, 2019a). In der pharmazeutischen Industrie ist dieser (sofern in Personalunion als GMP-Funktion und Abteilungsleiter) für die Überwachung aller Aspekte des Herstellungsprozesses von Arzneimitteln verantwortlich, entweder für eine gesamte Einrichtung oder für eine bestimmte Abteilung. Die Leiter der Herstellung überwachen das Personal, planen und genehmigen Produktionspläne, genehmigen Rechnungen und verwalten Budgets. Sie setzen Richtlinien durch und stellen sicher, dass alle Mitarbeiter Qualitätsstandards erfüllen und gleichzeitig sichere Arbeitsbedingungen gewährleistet werden. Sie analysieren und optimieren Prozesse, um Möglichkeiten zur Verbesserung der Effizienz und Steigerung der Produktivität zu identifizieren und können auch mit Lieferanten und Auftragnehmern verhandeln.

Herstellungsbereiche in der pharmazeutischen Industrie können je nach Entwicklungsstand des Arzneimittels und Produktionsanforderungen stark variieren. Ein typischer Herstellungsbereich beinhaltet folgende Schwerpunkte:

- Forschung und Entwicklung: In dieser Phase werden neue Arzneimittel entwickelt und getestet, um ihre Wirksamkeit und Sicherheit zu gewährleisten.
- Herstellung von Wirkstoffen: In dieser Phase werden die Wirkstoffe hergestellt, die in den Arzneimitteln enthalten sind.
- Herstellung von Arzneimitteln: In dieser Phase werden die Wirkstoffe mit anderen Zutaten gemischt, um das fertige Arzneimittel herzustellen.

• Verpackung, Lagerung und Versand: In dieser Phase werden die fertigen Arzneimittel verpackt und an verschiedene Empfänger versandt.

Entsprechend variabel ist auch hier die organisatorische Struktur, von kleinen **Produktionsabteilungen,** die filigran und manuell arbeiten und in Upstream- und Downstream-Teams organisiert sind, bis hin zu großen Teams, die in der kommerziellen Massenproduktion an verschiedenen **Produktionslinien** und Produktgruppen arbeiten, ausgerichtet an eingesetzten Technologien. Daneben findet man häufig weitere unterstützende Teams, um Produkttransfers und Routine-Produktionen sicherzustellen (z. B. Einheiten für Projektmanagement, Qualifizierungen/Validierungen, Reinigung/Hygiene, Technik/IT).

Im Gegensatz zu den Aufgaben der restlichen Mitarbeiter der **Qualität-skontrolle** (siehe Abb. 1.1) und **Produktion** (und weiteren Abteilungen), deren Aufgaben intern im Unternehmen festgelegt werden, sind die Anforderungen an die Qualifikation sowie Aufgaben und Pflichten der **Funktionsträger** teilweise rechtlich verbindlich festgelegt. Um den Unterschied zu verdeutlichen, nehmen wir die Position des Stabilitätsbeauftragten (siehe Abb. 1.2). In mittleren bis großen Unternehmen mit vielen zugelassenen Produkten ist die Planung, Koordination und Auswertung der Stabilitätsdaten so umfangreich, dass eine Person (oder sogar mehrere) als sog. Stabilitätsbeauftragter oder -manager in Vollzeit beschäftigt sind. In einem anderen Unternehmen, das z. B. nur ein Produkt vermarktet, verursacht die gleiche Tätigkeit vielleicht nur einige Arbeitstage bis hin zu wenigen Wochen im gesamten Jahr. Hier werden diese Aufgaben häufig von anderen Personen neben ihren Hauptaufgaben übernommen (z. B. vom Laborleiter in Abb. 1.2), ohne dass dies einen **GMP-Mangel** darstellt. D. h. die Position oder Funktion Stabilitätsbeauftragter ist nicht verbindlich gefordert, sondern abhängig von organisatorischen/unternehmerischen Gegebenheiten und findet sich nicht in allen Unternehmen. Im Gegensatz dazu müssen all diese Unternehmen einen **Leiter der Qualitätskontrolle** beschäftigen.

In der EU muss die Übereinstimmung jeder einzelnen Arzneimittelcharge mit der Zulassung und den **GMP-Anforderungen** im Rahmen einer formalen **Freigabe** durch eine **Qualified Person** (QP) zertifiziert werden (BMG, 2017). Die QP ist somit die letzte Entscheidungsinstanz bei der Freigabe von Arzneimitteln. Anders als bei den zuvor besprochenen Funktionsträgern gibt es keine ausgewiesene Abteilung, die der QP zugeordnet ist. Die QP kann potenziell in verschiedenen Abteilungen tätig sein oder eine „relativ" unabhängige Position im Unternehmen haben, wie in Abb. 1.3 dargestellt. Häufig ist der **Leiter der Qualitätskontrolle** auch als QP tätig, die QP kann aber auch in der **Qualitätssicherung** oder **Produktion** eingegliedert sein. Eine weitere mögliche Praxis

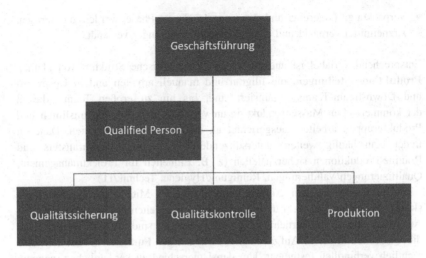

Abb. 1.3 Vereinfachtes Organigramm mit unabhängiger Stellung der Qualified Person

ist, dass die QP das **Batch Release Management** leitet. Das Batch Release Management bereitet Chargenfreigaben vor, in dem die Dokumentationen der Chargenfertigung und -prüfung zusammengeführt und auf Vollständigkeit geprüft werden. Weiterhin wird der Abschluss aller chargenbezogenen Qualitätsvorgänge (wie z. B. Abweichungen, Änderungen) überprüft (Vogel, 2023), die Chargenfreigaben zeitlich geplant und sichergestellt, dass die Zulassung des Produkts in dem Empfängerland weiterhin aktiv ist. Das Batch Release Management kann wiederum als eigenständige Abteilung oder als Gruppe der Qualitätssicherung auftreten, das hängt von der jeweiligen **Qualitätskultur** des Unternehmens ab.

Nach diesem kurzen Überblick zu der organisatorischen Einbindung der drei **Funktionsträger,** kommen wir nun zu den Anforderungen bezüglich ihrer Qualifikation und ihren Pflichten. Diese unterscheiden sich je nach Funktionsträger und **Arzneimittelform und -bereich** (z. B. klassische vs. Blutzubereitungen; human vs. veterinär). Derzeit gibt es im Humanbereich keine genau definierten Mindestanforderungen für die Qualifikationen des **Leiters der Qualitätskontrolle** und der **Herstellung**. In § 4 AMWHV wird zum Personal nur sehr allgemein definiert: *„Betriebe ... müssen über sachkundiges und ausreichend qualifiziertes Personal ... verfügen"* (BMJ, 2019b). In Kap. 6 (Qualitätskontrolle) des **EU-GMP-Leitfadens** findet sich zudem folgende Ausführung *„6.1 Jeder Inhaber einer Herstellungserlaubnis sollte über eine Qualitätskontrollabteilung* *verfügen. Diese Abteilung sollte von anderen Abteilungen unabhängig sein und unter der Leitung einer Person mit angemessener Qualifikation und Erfahrung stehen, ..."* (BMG, 2014a), während sich im Pendant für die Produktion, also Kap. 5 (Produktion) des EU-GMP-Leitfadens derzeit auch keine Formulierung bezüglich der Qualifikation des Leiters der Herstellung findet. In Praxis finden sich in Unternehmen jedoch durchaus Standards, die eine ähnliche Qualifikation erfordern, wie im Folgenden für die **Qualified Person** beschrieben.

Die Forderung zur Implementierung der **Qualified Person** im Humanarzneimittelbereich entstammt der **EU-Direktive 2001/83/EG** (EG, 2001). Das Vorhandensein einer Qualified Person in Betrieben mit Herstellungserlaubnis wird in Artikel 48 dieser Direktive gefordert. Artikel 51 definiert die Qualifikationsanforderungen, die zu erfüllen sind und die sich aus einem schulischen Ausbildungsteil (Hochschulstudium) und einem praktischen Teil (Berufserfahrung) zusammensetzen. Auf nationaler Ebene ist die Qualified Person durch § 14 **AMG** gefordert und die Mindestanforderungen an die fachliche Qualifikation in § 15 definiert (BMJ, 2019a). Hierzu gehören

1. Die Approbation als Apotheker oder ein Hochschulstudium z. B. der Pharmazie, Chemie, Biologie oder Medizin
2. Eine zweijährige praktische Tätigkeit in der qualitativen und quantitativen Analyse von Arzneimitteln (wobei es bezüglich der Dauer der praktischen Tätigkeit in Abhängigkeit der Dauer des Hochschulstudiums Spielraum gibt)

Sofern eine Approbation als Apotheker nicht vorliegt, sind weiterhin Kenntnisse in einigen naturwissenschaftlichen Fächern, wie z. B. experimenteller Physik oder organischer und anorganischer Chemie, Pharmakologie und Toxikologie notwendig. Die Kenntnisse sind über bestandene **Hochschulprüfungen** nachzuweisen. Häufig enthalten die genannten Studienfächer einige dieser Disziplinen, aber nicht vollumfänglich. Z. B. sind Physik und organische und anorganische Chemie im Biologie-Studium integriert, aber nicht unbedingt Fächer wie pharmazeutische Technologie oder Toxikologie. Für Kandidaten, die trotzdem die Position der **Qualified Person** anstreben, besteht die Möglichkeit die fehlenden Kurse an Universitäten nachzuholen oder im Rahmen von spezialisierten Fortbildungsangeboten diese Kenntnisse zu erlangen.

Die Anforderung zur praktischen Berufserfahrung enthält die Adjektive qualitativ und quantitativ, wobei dies praktisch zusammengehört. Zur Freigabe von Arzneimitteln werden in der **Qualitätskontrolle** gewöhnlich mehrere qualitative (z. B. Farbe und Aussehen, Identität) und quantitative (Konzentration an Verunreinigung, Gehalt) analytische Methoden durchgeführt. Dieser Passus bedeutet, dass die Erfahrung breit aufgestellt sein soll, da es in der Laborpraxis auch Fälle gibt, in denen eine Person nichts anderes macht, als eine bestimmte **Analysemethode** (z. B. Feuchte-Gehalt) anzuwenden. Wichtig hierbei ist in allen Fällen, dass Erfahrungen in einem Betrieb mit Herstellungserlaubnis erlangt wurden.

Daneben gibt es zusätzlich Spezialbereiche, wie z. B. ATMPs (**A**dvanced **T**herapy **M**edicinal **P**roducts), zu denen innovative, neuartige therapeutische Ansätze wie die **Gentherapie** gehören. Bei der Gentherapie werden gezielt genetische Informationen in Körperzellen gebracht, um genetische Defekte zu heilen. Dieser Arzneimittelklasse ist ein eigener Teil des **EU-GMP-Leitfadens** gewidmet (EC, 2017). Kandidaten, die über umfangreiche und langjährige Berufserfahrung im **klassischen Arzneimittelbereich** (chemisch hergestellte Arzneistoffe in Form von Tabletten oder Kapseln) verfügen und z. B. als **Qualified Person** im ATMP-Bereich gemeldet werden sollen, finden nicht automatisch Akzeptanz bei den zuständigen Behörden. Vielmehr ist es wichtig, Erfahrung in dem konkreten Spezialbereich vorweisen zu können. Das könnte neben einer Tätigkeit in den relevanten Fachabteilungen bei einem ATMP-Hersteller womöglich auch durch eine mehrjährige Praxiserfahrung mit molekularbiologischen Methoden gegeben sein, die auch für die Charakterisierung der Gentherapie-Produkte in der **Qualitätskontrolle** zum Einsatz kommen. Es gibt noch weitere Spezialbereiche (z. B. Blutzubereitungen, Impfstoffe, radioaktive Arzneimittel), die detailliert in § 15 **AMG** aufgeführt sind und für die die erforderlichen praktischen Tätigkeiten genauer festgelegt werden. Dabei variiert die geforderte Dauer je nach Bereich zwischen 6 Monaten und mehreren Jahren.

Wie bereits erwähnt, gibt es gesonderte Anforderungen für Tierarzneimittel. Speziell für veterinärmedizinische Sera, Impfstoffe und Antigene legen das **Tiergesundheitsgesetz** und weiter die **Tierimpfstoff-Verordnung** in § 5 die fachlichen Voraussetzungen für alle drei **Funktionsträger** fest (Tab. 1.1) (BMJ, 2020). Hierbei werden erneut mehrere Studiengänge als zulässig erachtet. Bei der Praxiserfahrung wird z. B. nicht genau unterschieden zwischen Diagnostik und **Qualitätskontrolllabor**. Darüber hinaus ist bei der dritten Anforderung eine zweijährige Tätigkeit bei der Herstellung und Prüfung von Mitteln (Produkten) gefordert. Hier wird auch die Bedeutung der Herstellung explizit gestärkt. Allerdings würde die strenge Auslegung dieser Anforderung seitens der Behörden zu einer starken Einschränkung des möglichen Kandidatenkreises führen, da der durchschnittliche individuelle Lebenslauf eher durch Spezialisierung in einem oder wenigen Bereichen gekennzeichnet ist. Außerdem wird, sofern die Herstellungserlaubnis auch Produkte auf Basis von **Tierseuchenerregern** enthält, für

Tab. 1.1 Anforderungen an die Qualifikation von Herstellungsleiter, Kontrollleiter und Qualified Person gemäß § 5 Tierimpfstoffverordnung

Bereich	Mindestanforderung	Kommentar
Schulische Ausbildung	Abgeschlossenes Hochschulstudium, u. a. Veterinär- oder Humanmedizin, Biologie, Chemie, Pharmazie	Bachelor-Abschluss ist nicht ausreichend, Diplom- oder Master-Niveau notwendig
Praktische Berufserfahrung	Mind. zweijährige Tätigkeit in veterinärmedizinischer oder humanmedizinscher Mikrobiologie oder Serologie	Keine genaue Festlegung, dass es sich um ein Qualitätskontrolllabor handeln muss, in dem Endproduktprüfungen erfolgen. Alternativ könnte auch eine Tätigkeit in einem reinen Diagnostik-Labor ausreichen, in dem mikrobiologische (z. B. Prüfung auf Reinheit) oder serologische (z. B. Antikörper-Tests) erfolgen
	Zwei Jahre in der Herstellung und Prüfung von Mitteln	Streng genommen enthalten die Passagen jeweils „und" und kein und/oder. D. h. im strengsten Fall muss der Kandidat 6 Jahre Berufserfahrung vorweisen (2 Jahre Mikrobiologie/Serologie, 2 Jahre Prüfung von Mitteln und 2 Jahre in der Herstellung). Sinngemäß können die Anforderungen zur Analytik auch kombiniert werden, d. h. ein Kandidat, der 2 Jahre in der QK eines Herstellers von Tierarzneimitteln übliche Prüfungen (zu denen auch mikrobiologische oder serologische Tests gehören) durchführt, könnte beide Anforderungen erfüllen

alle Hochschulabsolventen außer der Veterinärmedizin auch die Erfahrung mit exotischen Tierseuchenerregern gefordert.

Es gibt für die Erfüllung bestimmter Anforderungen in einigen Fällen Alternativen, wie z. B. die Teilnahme an internen oder externen Seminaren, die als **äquivalente Qualifikation** anerkannt werden kann. Andere Mindestanforderungen sind fix. Letztlich ergeben sich hierdurch Situationen im Alltag, bei denen man durchaus die Sinnhaftigkeit anzweifeln könnte, was die Eignung von Kandidaten angeht. Warum sollte z. B. ein Bachelor-Absolvent, der 15 Jahre Berufserfahrung in verschiedenen Bereichen vorweisen kann (von der eigenen analytischen Prüfung von Tierarzneimitteln über Laborleiter-Tätigkeiten bis hin zur Erfahrung als Qualitätssicherungs-Manager), weniger gut geeignet sein, als ein Hochschulabsolvent, dessen Masterarbeit nichts mit Pharma oder Tierarzneimitteln zu tun hatte und der gerade eben auf 2 Jahre Berufserfahrung kommt, aber vielleicht nie alle Bereiche der **Herstellung** und **Qualitätskontrolle** kennengelernt hat? Auch die Tatsache, dass im Humanbereich die Erfahrung in der Herstellung nicht äquivalent zur Erfahrung in der Qualitätskontrolle ist, steht in der Kritik (vfa, 2021).

Letztlich hängt es in Fällen, in denen die Anforderung formal nicht 100 % erfüllt sind, von dem „Gesamtpaket" des Kandidaten und von der Entscheidung der zuständigen Behörde ab, ob ein Kandidat akzeptiert wird. Aber ja, es gibt Fälle, in denen die Behörden die Benennung von Kandidaten ablehnen. Wie im Humanbereich gilt hier ebenso der Grundsatz, dass eine Person nicht gleichzeitig **Leiter der Qualitätskontrolle** und **Leiter der Herstellung** sein darf. Diese Trennung ist sinnvoll, da durchaus Interessenkonflikte entstehen könnten, wenn jemand für die Überprüfung der Qualität seiner eigenen Arbeit (Fertigung von Produkten) zuständig ist. Weiterhin dürfen die **Funktionsträger,** die vor dem 30. Oktober 2006 bereits tätig waren, unabhängig von ihrer fachlichen Qualifikation weiter tätig sein.

Eingangs wurde erwähnt, dass die Vorgaben der **EU-Direktiven** eine Harmonisierung der nationalen Gesetzgebungen bezüglich der **Qualified Person** bewirken sollte. Das ist auch hier der Fall, nur dass bezüglich der Qualifikation der QP teils größere Unterschiede zwischen den Mitgliedstaaten herrschen. Z. B. werden in Portugal und Frankreich nur Kandidaten als QP anerkannt, die ein **Pharmazie-Studium** absolviert haben. Zusätzlich gibt es auch Unterschiede bezüglich der notwendigen Dauer des Hochschulstudiums zwischen den Mitgliedstaaten der europäischen Union, z. B. wird in Frankreich mit 6 Jahren die längste Regelstudienzeit als Mindestanforderung verlangt (Kissel, 2022).

Im Gegensatz zu anderen Mitarbeitern, vom Produktionspersonal über Analytiker im Labor bis zu Mitarbeitern der **Qualitätssicherung,** wird die QP samt Lebenslauf und Qualifikationsnachweisen sowie polizeilichem Führungszeugnis der zuständigen **Überwachungsbehörde** gemeldet. Dies ist notwendig, um die gesetzlich festgelegte Qualifikation durch unabhängige Überwachungsbehörde (z. B. zuständiges Gewerbeaufsichtsamt), überprüfen zu können. Bei anderen Positionen entscheidet das Unternehmen (z. B. Personalabteilung zusammen mit dem Abteilungsleiter), ob Kandidaten für bestimmte Positionen geeignet sind.

Das Standard-Vorgehen bei der Meldung eines **Funktionsträgers** ist die Eröffnung eines internen **Änderungskontroll-Verfahrens** (Change Control). Im Zuge dieses Verfahrens wird die angestrebte Änderung beschrieben und die Eignung des Kandidaten dokumentiert. Als Maßnahme wird hier der Antrag bei der zuständigen Behörde definiert (bei Meldung einer QP: Änderung der Herstellungserlaubnis), sowie die Änderung von internen Dokumenten (z. B. Übersichtsdokument mit allen Funktionsträgern, **Organigramm** etc.) und z. B. Einrichten von Zugängen zu IT-Systemen wie SAP mit entsprechenden Rechten ausgearbeitet. Nach positiver Rückmeldung durch die Behörde kann der Kandidat als Funktionsträger intern benannt werden, muss aber die internen Schulungen absolviert haben, um zeichnungsberechtigt zu sein.

Die gesetzlichen sowie betriebsinternen Aufgaben und Pflichten der **Funktionsträger** werden im Detail in den folgenden Abschnitten (siehe Kap. 2–5) dargestellt und erläutert.

Der Leiter der Qualitätskontrolle: Aufgaben und Pflichten sowie Berufsalltag

2

2.1 Allgemeines und Aufgaben

Der **Leiter der Qualitätskontrolle** (früher und teilweise heute noch Kontrollleiter genannt und obwohl veraltet, der Einfachheit halber folgend mit KL abgekürzt), ist ein attraktives Aufgabengebiet in der Pharmaindustrie. Nicht wenige Hochschulabsolventen, die ihre erste Arbeit in der **Qualitätskontrolle** eines pharmazeutischen Betriebs antreten, streben in den Folgejahren das Erreichen dieser Position an, da diese natürlich ein höheres Gehalt bietet, aber auch mit viel Prestige und Entscheidungsbefugnis verbunden ist. Diese Position ist aber auch sehr anspruchsvoll und erfordert ein hohes Maß an Verantwortung, Fingerspitzengefühl bei der Personalführung sowie fachliche Expertise, von einem guten Verständnis analytischer Methoden über eine fundierte Kenntnis der relevanten Regelwerke bis hin zu einer vertieften Kenntnis der Produkteigenschaften, um in kritischen Sonderfällen Qualitätseinschätzungen bzw. -bewertungen vornehmen zu können. Die Aufgaben der **KLs** sind in § 12 der **Arzneimittel-** und **Wirkstoffherstellungsverordnung** (AMWHV) definiert (BMJ, 2019a).

Zum besseren Verständnis sind die Aufgaben samt Erläuterungen sowie Beispiele für die konkrete Einbindung des **KLs** in Tab. 2.1 zusammengefasst. Die Liste gemäß § 12 des AMWHVs ist deckungsgleich mit den Anforderungen, die in Kap. 2 des **EU-GMP-Leitfadens** für den KL aufgeführt sind, allerdings werden in Kap. 2 noch weitere Aufgaben genannt, für die der KL im Zusammenspiel mit den anderen Schlüsselpositionen zuständig ist. Diese Schnittflächenthemen mit Qualitätsbezug umfassen u. a. die Überwachung des Reinraumstatus während laufender Produktionen oder der Lagerung von Produkten bis hin zu Aufbewahrungspflichten der Dokumentation (BMG, 2014b). Daneben gibt es noch zahlreiche weitere Kapitel des EU-GMP-Leitfadens, die

© Der/die Autor(en), exklusiv lizenziert an Springer-Verlag GmbH, DE, ein Teil von Springer Nature 2023
P. U. B. Vogel et al., *Funktionsträger im GMP-Umfeld*, essentials,
https://doi.org/10.1007/978-3-662-68720-8_2

entweder relevant sind oder Ausführungen zu Aufgaben der **Qualitätskontrolle** enthalten bzw. Eckpunkte wichtiger Tätigkeiten der Qualitätskontrolle festlegen, darunter u. a. Kap. 1 **(Pharmazeutisches Qualitätssystem)** (BMG, 2013) und Kap. 6 (Qualitätskontrolle) (BMG, 2014a). Hier ist der KL nicht direkt genannt, jedoch auf Basis seiner Leitungsfunktion für die Erfüllung der Anforderungen durch die Mitarbeiter seiner Abteilung verantwortlich.

2.2   Berufsalltag des Leiters der Qualitätskontrolle

Der **Leiter der Qualitätskontrolle** ist in den meisten Fällen eine Vollzeitstelle, was auch in Kap. 2 des **EU-GMP-Leitfadens** eingefordert wird *„2.5 Die Geschäftsführung sollte das Personal des Schlüsselmanagements festlegen, einschließlich des Leiters der Herstellung, des Leiters der Qualitätskontrolle .... Normalerweise sollten Schlüsselpositionen mit Vollzeitbeschäftigten besetzt werden."* (BMG, 2014b). Dies trägt aus Qualitätsicht zur Stärkung der Position bei, da hierdurch ausreichend Zeit gegeben sein sollte, Personal zu führen, Protokolle zu prüfen, wichtige **Qualitätsentscheidungen** ausreichend abwägen zu können, ohne zu riskieren, dass Dokumente ohne Sichtung nur noch gegengezeichnet werden, weil die täglichen Hauptaufgaben in einer anderen Abteilung erst danach noch anstehen.

Eine typische Arbeitswoche unterscheidet sich u. a. danach, ob es ein Unternehmen mit nur einem Standort und wenigen Produkten ist, die **Qualitätskontrolle** in einem Netzwerk eines global tätigen Unternehmens mit verschiedenen Standorten und ggfs. mehreren Auftragslaboren eingebunden ist oder das Unternehmen als Lohnauftragshersteller oder Auftragslabor viele Kunden gleichzeitig bedient. Im Durchschnitt ist die Arbeitswoche des **KLs** ziemlich ausgebucht (nicht selten mehr als 50 % der Arbeitszeit), bevor überhaupt ein einziges Dokument zur Hand genommen wird, und zwar mit Meetings. Es gibt regelmäßige Mitarbeiterbesprechungen, in denen das Team über die neusten firmeninternen Informationen und Änderungen unterrichtet wird und sich selbst mit Anregungen und Ideen einbringen kann. Je nach **Qualitätskultur** und Unternehmensphilosophie gibt es noch mehrere (teils täglich) interdisziplinäre Prozess-Team-Meetings, bei denen Personen aus Technik, Produktion, Qualitätssicherung, Qualitätskontrolle etc. für ein bestimmtes Produkt definiert werden, den Status besprechen (z. B. Schwierigkeiten bei Materialbeschaffung, Abarbeitung von Abweichungen, Störungen technischer Anlagen etc.) und Lösungen erarbeiten, falls es Probleme gibt. Im Dienstleistungssektor, also bei **Auftragsherstellern** oder **Prüflaboren** ist ein weiterer wesentlicher Anteil auch die Unterstützung zur Vorbereitung und

Tab. 2.1 Aufgaben des Leiters der Qualitätskontrolle gemäß § 12 AMWHV

Nr	Aufgaben	Erläuterung	Was hat der Leiter der Qualitätskontrolle zu tu?
1	Billigung (Genehmigung) oder Zurückweisung von Ausgangsstoffen, Verpackungsmaterial und Zwischenprodukten	Für die Herstellung von Arzneimitteln werden Ausgangsstoffe benötigt, die über verschiedene Zwischenstufen bis zum finalen Endprodukt (z. B. Tablette im Blister oder Flüssig-Arzneimittel in Glasvials mit Deckel oder Stopfen verschlossen) verarbeitet werden. Dabei bilden das Blister und das Glasvial und Deckel die Primärverpackungsmittel (direkter Kontakt mit dem Produkt), weiterhin kommen sog. Sekundärverpackungsmittel (Verpackungsmittel, die nicht produktberührend sind) wie Packschachteln, Etiketten und Packungsbeilage (Anwendungsinformation) dazu. All diese Materialien können einen Einfluss auf die Qualität der Produkte haben und müssen nach vorab festgelegten Kriterien (siehe Punkt 2) überprüft werden. Das kann z. B. die Prüfung auf Identität, Abmessungen oder Gehalt umfassen, aber auch vorwiegend auf Zertifikatsbasis erfolgen, in dem der Lieferant dieser Materialien bereits Prüfungen durchführt, die z. B. den Standard des europäischen Arzneibuchs entsprechen und ein sog. Analysenzertifikat zu der gelieferten Lot-Nummer bereitstellt. Zwischenprodukte sind Erzeugnisse, die im Verlaufe des Herstellungsprozesses entstehen. Die Prüfungen (durch aktive analytische Testung oder auf Basis des Zertifikats oder beidem) aller genannten Materialien werden in Form von Protokollen dokumentiert	Die Aufgabe des KLs hierbei ist es auf Basis der Ergebnisse eine Entscheidung zur Verwendung zu treffen. Sofern alle Qualitätsanforderungen erfüllt sind, gibt der KL die Lieferung mittels Unterschrift auf dem Protokoll frei. Sofern sich Qualitätsmängel zeigen, z. B. eine Verunreinigung eines Ausgangsstoffs festgestellt wird, wird die Lieferung zurückgewiesen, vernichtet und eine Beschwerde (sog. Mängelrüge) an den Lieferanten gestellt wird

(Fortsetzung)

Tab. 2.1 (Fortsetzung)

Nr	Aufgaben	Erläuterung	Was hat der Leiter der Qualitätskontrolle zu tu?
2	Genehmigung von Spezifikationen, Anweisungen zur Probenahme und von Prüfanweisungen sowie Sicherstellung, dass diese eingehalten werden	Jedes verwendete Material muss bestimmten Qualitätsanforderungen entsprechen. Diese basieren häufig auf Arzneibüchern, z. B. dem europäischen Arzneibuch (Pharmacopoeia europaea, Ph. Eur.) oder der amerikanischen USP (United States Pharmacopeia), welche eine große Anzahl von Monographien zu Wirkstoffen, Materialien wie Laktose (Ausgangsstoff) oder Glasvials (produktberührendes Packmittel) enthalten, sowie allgemeine Kapitel zu den vorgeschriebenen Analysenmethoden. Hier sind die Anforderungen (z. B. Abwesenheit von Verunreinigungen, Gehalt, Aussehen etc.) definiert. Diese werden gewöhnlich in eine firmeninterne Spezifikation übernommen, die zudem festlegt, wie jede Lieferung und jeder Batch zu beproben und zu prüfen ist. Prüfanweisungen gibt es auf zwei Ebenen. Das „Dachdokument" ist die Prüfanweisung des Produkts (auch Endproduktspezifikation genannt). Hier sind alle Prüfmethoden, die zur Charakterisierung jeder Charge des Endprodukts eingesetzt werden, beschrieben und die einzuhaltenden Grenzwerte definiert. Diese Prüfanweisung wird in der Zulassung des Produkts hinterlegt. Die untere Ebene stellen Prüfanweisungen oder Standard-Arbeitsanweisungen (SOP vom englischen Standard Operating Procedure) dar	Der KL prüft die Richtigkeit der internen Spezifikationen und genehmigt die Dokumente per Unterschrift. In der Folge werden alle Lieferungen von Ausgangsstoffen oder Materialien gemäß den Vorgaben der zutreffenden Spezifikation gelagert, beprobt und getestet (bzw. über Angaben auf Zertifikat bewertet) Die Sicherstellung durch den KL erfolgt per Dokumentprüfung, d. h. auf den Protokollen wird z. B. überprüft, ob die richtige Spezifikation angewandt wurde, die richtige Probenmenge entnommen wurde, usw

(Fortsetzung)

Tab. 2.1 (Fortsetzung)

Nr	Aufgaben	Erläuterung	Was hat der Leiter der Qualitätskontrolle zu tu?
3	Sicherstellung der Durchführung aller erforderlichen Prüfungen	Bei der Freigabeprüfung von Arzneimitteln wird eine bestimmte Anzahl von verschiedenen Tests durchgeführt, die in der Prüfanweisung des Produkts hinterlegt sind, z. B. Leitfähigkeit, Löslichkeitsverhalten, Abwesenheit von Abbauprodukten, Osmolalität, pH, Identität des Arzneimittels und Gehalt der aktiven Substanz. Für die Bestätigung der Konformität jeder Arzneimittelcharge müssen alle Prüfungen durchgeführt werden und die Ergebnisse innerhalb eines definierten Bereiches liegen. Die Ergebnisse werden gewöhnlich tabellarisch in einem sog. Analysenzertifikat (enthält durchgeführte Tests, Grenzwerte und Ergebnisse) zusammengefasst	Der KL unterschreibt das Analysenzertifikat, sollte jedoch durch Durchsicht aller dazugehörigen Einzelprüfprotokolle sicherstellen, dass alle Prüfungen faktisch durchgeführt wurden und der Ergebnisübertrag auf dem Analysenzertifikat korrekt ist

(Fortsetzung)

Tab. 2.1 (Fortsetzung)

Nr	Aufgaben	Erläuterung	Was hat der Leiter der Qualitätskontrolle zu tu?
4	Zustimmung zur Beauftragung sowie Überwachung von externen Prüflabors	Je nach Größe und Ausstattung der Qualitätskontrolle kann es sein, dass bestimmte Prüfungen nicht hausintern, sondern bei spezialisierten externen Prüflaboren stattfinden, z. B. weil hausintern bestimmte Messinstrumente oder Laborgeräte und/oder das Know-how zur Methodik nicht vorhanden sind oder sich eine Anschaffung aufgrund des niedrigen Probendurchsatzes nicht lohnen würden. Die Proben für jede zu prüfende Charge werden dann an das externe Labor verschickt, dort geprüft und ein Analysenzertifikat zu der Prüfung ausgestellt. Diese Dokumentation wird dann Teil der Chargendokumentation des Auftraggebers	Es müssen sog. Verantwortungsabgrenzungsverträge mit den externen Prüflaboren geschlossen werden, in denen die Aufgaben und Pflichten des jeweiligen Vertragspartners festgelegt werden. Dafür muss der KL eingebunden werden. Externe Prüflabore müssen zudem betreut werden, dies wird häufig an einen spezialisierten Mitarbeiter delegiert. Trotzdem steht der KL dafür grade, dass das externe Prüflabor allgemeine GMP-Anforderungen zur Durchführung, Dokumentation und Berichterstattung sowie dem Umgang mit ungeplanten Abweichungen bzw. geplanten Änderungen einhält, was auch regelmäßige Meetings, aber auch Kunden-Audits vor Ort beinhalten kann

(Fortsetzung)

Tab. 2.1 (Fortsetzung)

Nr	Aufgaben	Erläuterung	Was hat der Leiter der Qualitätskontrolle zu tu?
5	Kontrolle der Wartung, der Räumlichkeiten und Ausrüstung für Prüfungen	Dies betrifft die Räumlichkeiten und die für die Analysen eingesetzten Hilfsmittel und Geräte. Z. B. müssen Pipetten regelmäßig überprüft und kalibriert werden, Geräte müssen ebenso gewartet werden. Hierfür sollten intern Übersichtspläne existieren (wer ist zuständig, welches Gerät muss wann gewartet werden) und eine Nachverfolgung stattfinden, damit keine Mängel (Wartungslücken) entstehen. In der Anforderung des AMWHV fehlt hier sinngemäß die Qualifizierung und regelmäßige Requalifizierung von Geräten. Die Wartung dient z. B. zum Austausch korrodierender Teile wie Dichtungen oder Teilen mit begrenzter Haltbarkeit (z. B. Lichtquellen) sowie ggfs. zur Justierung und Kalibrierung. Damit wird aber nicht ausreichend sichergestellt, dass die Geräte zuverlässig funktionieren. Dieser Nachweis wird im Rahmen einer Qualifizierung und nachfolgend zyklisch durch Neubewertung des qualifizierten Status erbracht. Diese Anforderung gilt ebenso für die Software, welche in der instrumentellen Analytik eingesetzt wird. (z. B. in der Chromatographie oder Spektrometrie)	Meist sind die Tätigkeiten, sowohl die Durchführung der Wartung als auch die Qualifizierung, an spezialisierte Personen delegiert (siehe Kap. 1, Abb. 1.1 Team GMP Support) oder externe Dienstleister beauftragt. Der KL ist hier in der Prüf- oder Genehmigungspflicht von Protokollen, die bei diesen Aktivitäten erstellt werden und eine abschließende Bewertung enthalten

(Fortsetzung)

Tab. 2.1 (Fortsetzung)

Nr	Aufgaben	Erläuterung	Was hat der Leiter der Qualitätskontrolle zu tu?
6	Sicherstellung der Validierung von Prüfverfahren	Für jedes zur Prüfung von Arzneimitteln eingesetzte Methode muss ein Nachweis erbracht werden, dass sie zuverlässig funktioniert. Der Umfang dieser als Validierung bezeichneten Überprüfung richtet sich nach der Methodenkategorie (Vogel, 2020b)	Der KL muss in der Qualitätskontrolle sicherstellen, dass alle Prüfmethoden zum Zeitpunkt der Anwendung validiert sind
7	Sicherstellung der Schulung von Personal, das die Prüfungen durchführt	Die Schulung des Personals ist ein häufig unterschätzter Aspekt. Es gibt zahlreiche Fehlerquellen, die erhebliche Konsequenzen haben können, sofern Prüfmethoden nicht korrekt ausgeführt werden. Das Personal muss in allen relevanten Aspekten (Verhaltensvorschriften, Anwendung von Geräten, Handhabung von Reagenzien, Lösungsmittel, Standardpräparation und der Durchführung der Methode) geschult sein. Es sollten Einarbeitungspläne und eine Schulungsmatrix existieren. Zudem sollte eine Übersicht existieren, die den aktuellen Status des gesamten QC-Personals zusammenfasst	Schulungen können aufgrund von hohem Arbeitsaufkommen aufgeschoben werden. Aufgabe des KL ist es, die nötigen praktischen und theoretischen Schulungsinhalte zu definieren und zu jedem Zeitpunkt sicherzustellen, dass ausreichend viele Mitarbeiter die notwendigen Schulungen absolviert haben

Planung neuer Projekte (siehe auch Kap. 5), welche von Kundenbesuchen über Kick-off-Meetings bis zu regelmäßigen Statusmeetings gehen kann und an denen häufig auch der **KL** teilnimmt.

Der **KL** ist üblicherweise auch Standard-Teilnehmer in wöchentlichen Meetings zu Abweichungen und Änderungskontrollverfahren. Daneben gibt es Meetings mit **CMOs** (Contract Manufacturing Organization, auf Deutsch Lohnhersteller, teilweise auch für externe Prüflabore verwendet), um ggfs. Kapazitätsplanung zu betreiben oder aufkommende Probleme (versendete Proben nicht angekommen, Prüfergebnisse entsprechen nicht) zu besprechen. Daneben hat der KL regelmäßig sog. 1:1 Gespräche mit den ihm direkt unterstellten Mitarbeitern (siehe mittlere Ebene in Abb. 1.2). Nicht selten hat der KL dann noch Meetings mit der Zulassungsabteilung, Geschäftsführung oder der Abteilung, die die Planung der **Chargenfreigabe** macht. Die Anzahl der Meetings kann schnell ausufern, sodass der KL ggf. die Teilnahme an Stellvertreter oder Spezialisten aus seinem Team delegieren muss.

Außer in Meetings wird der Input des **KLs** auch zu einem erheblichen Anteil in Form von **Dokumentenprüfungen** und **Freigaben** geleistet. Dies sind häufig aus der eigenen Abteilung z. B. Arbeitsanweisungen, Validierungsberichte, Qualifizierungsunterlagen und Qualitätszertifikate, aber auch abteilungsübergreifende Dokumente wie z. B. der **Site Master File,** einer von der Behörde geforderten Übersicht über die Produktionsstätte mit all ihren Prozessen, oder auch **Qualitätssicherungsverträge** mit externen Laboren oder von Auftraggeber im umgekehrten Fall.

Ein **KL** ist sich bewusst, dass viele seiner Entscheidungen auch weitreichende Folgen für die Herstellung und **Marktfreigabe** haben und zeitlich sehr genau abgestimmt sein müssen. Konflikte entstehen hier intern wie extern, wenn kleinere Probleme in der Beprobung oder Analytik zum Ausfall von Ausgangsprodukten für die Produktion führen und die Kommunikation nicht rechtzeitig stattfindet, um Alternativen zu finden. Selbst in Unternehmen, in denen die Abläufe der **Qualitätskontrolle** standardisiert und stabil laufen, d. h. kaum Abweichungen auftreten und die Produkttestungen in den meisten Fällen die Spezifikationen erfüllen, treten immer wieder kleinere Probleme auf, die einen kühlen Kopf und eine schnelle, eventuell auch kreative Lösung erfordern. Sei es, dass ein Laborgerät, für das kein Backup mehr existiert, eine Störung zeigt und der technische Kundendienst nicht schnell genug reagieren kann, ungeplanter **Personalausfall,** der kompensiert werden muss oder verschiedene Reagenzien und Standards gerade nicht mehr erhältlich sind. Während der **Covid-19-Pandemie** waren z. B. viele Materialien für PCR-Analysen nicht mehr erhältlich, da diese alle von den Covid-19 Testlaboren in riesigen Mengen verbraucht wurden. Oder ein einfacher Fehler wie das Vertauschen von Etiketten von Proben für QC-Analysen, welcher unter Umständen dramatische Folgen haben kann, wenn z. B. eine Probe aus einem Fermenter mit lebenden Bakterien nicht in der mikrobiologischen Abteilung landet, sondern stattdessen in der chemischen Abteilung, die keine Sicherheitswerkbänke für den Schutz gegen **biologische Gefahren** besitzt. Hier schaltet sich meist der **KL** ein, um Lösungen zu suchen, die Aktivitäten zu koordinieren oder Entscheidungen zum weiteren Vorgehen zu treffen. Das ist normaler Alltag und mit ein Grund, warum für diese Position erfahrene Personen gesucht werden, die hierdurch keinen „Herzanfall" bekommen und ähnliche Situationen schon häufiger bewältigen mussten.

Es gibt aber auch Phasen (wobei selbst „Ruhephasen" in vielen Betrieben mit Fokus auf Kostenkontrolle und knapp bemessener Personalkapazität für alle Beteiligten häufig bereits „Arbeiten am Limit" bedeutet), die den **KL** an den Rand der Verzweiflung bringen, z. B. wenn zum Wochenstart große Hektik herrscht, weil die Gefriertruhe mit allen **Referenzstandards** und Kontrollen ausgefallen ist und noch unklar ist, ob die Temperaturabweichung trotz sofort eingeleiteter Umlagerungsaktion nicht doch die Qualität der Reagenzien beeinträchtigt hat und seltsame **OOS-Resultate** (Ergebnisse, die nicht der Spezifikation entsprechen (Vogel, 2020a)) beim Endprodukt auftreten, z. B. eine unsterile Probe, die potenziell die Chargenfreigabe gefährden könnte bzw. bei Stabilitätsprüfungen im schlimmsten Fall einen Produktrückruf zur Folge hat, was kritisch und nervenaufreibend sein kann. Wenn es sich hierbei auch noch um Produkte des Kunden handelt, muss man unbedingt eindeutig und schnell kommunizieren, ohne unbestätigte Vermutungen als Lösung anzubieten und sich gemeinsam mit seinem SMEs (subject matter experts) also in diesem Fall den Experten in der Analyse, systematisch der Fehleranalyse widmen.

Eine weitere herausfordernde Situation stellt auch immer eine **Behördeninspektion** dar, besonders wenn sie ungünstig verläuft und unverhofft schwerwiegende Mängel attestiert werden. Dann muss der **KL** gemeinsam mit den anderen Verantwortungsträgern und im Austausch mit der **Geschäftsleitung** und **Qualitätssicherung** durch Bildung einer Task Force vernünftiges **Krisenmanagement** betreiben, damit solche Situationen einigermaßen glimpflich aufgefangen und bereinigt werden. Maßnahmen sind z. B. sofortige Initiierung der Beschaffung von Geräten, der Priorisierung von Prüfungen oder Validierungsaufgaben, Depriorisierung nicht eiliger administrativer Tätigkeiten, der kurzfristigen Akquise von geschultem Personal aus anderen Abteilungen oder gut ausgebildetes Personal, das schnell für bestimmte Tätigkeiten geschult werden kann, usw.

In einem Unternehmen mit vielen verschiedenen Produkten und damit unterschiedlichster Analytik aus den Bereichen der Mikrobiologie, der Chemie,

Physik, Biochemie, Zellbiologie und Molekularbiologie ist es einem **KL** teilweise nicht mehr möglich, sich im Detail mit allen analytischen Fragen auszukennen. In dieser Position zählt deshalb auch gute **Menschenkenntnis,** der gute Überblick über die Prinzipien und die Grenzen der unterschiedlichen **Analytik-Methoden** und oft das Wissen, auf welchen Mitarbeiter oder welches Labor mit Erfahrung man sich verlassen kann.

Zusammenfassend kann man sagen: Der **KL** ist in der **Qualitätskontrolle** der Dreh- und Angelpunkt aller personellen, organisatorischen und qualitätsbezogenen Angelegenheiten, er ist quasi der Dirigent, der führt, koordiniert, entscheidet und nach außen repräsentiert. Das soll aber nicht bedeuten, dass Stillstand herrscht, sofern der KL abwesend ist. Ständige Probleme und Zwischenfälle deuten auf schlecht standardisierte Prozesse/Methoden und reichlich **Verbesserungspotenzial** hin. Im Idealfall sind die Prozesse und Methoden so standardisiert und die Mitarbeiter so gut geschult, dass die Routine auch bei Abwesenheit des KLs einwandfrei funktioniert.

Leiter der Herstellung: Aufgaben und Berufsalltag

3

3.1 Allgemeines und Aufgaben

Die **Leitung der Herstellung** (früher und auch teilweise heute noch Herstellungsleiter genannt und obwohl veraltet, der Einfachheit halber folgend mit HL abgekürzt) ist ebenfalls ein wichtiges Aufgabengebiet in der Pharmaindustrie, das mit viel Ansehen aber auch Verantwortlichkeit verbunden ist. Auf dem Arbeitsmarkt gestaltet sich die Suche nach geeigneten Kandidaten z. T. schwierig. Auch wenn die gesetzlichen Anforderungen in einigen Bereichen nicht so eindeutig ausformuliert sind wie beispielsweise die der **Qualified Person,** erfordert diese Arbeit vielschichtige Fähigkeiten. Intern werden oft ein Hochschulabschluss z. B. als Ingenieur, mehrjährige Berufserfahrungen sowie Erfahrungen in der Mitarbeiterführung vorausgesetzt. Aufgrund der überschaubaren Menge an Kandidaten auf dem Arbeitsmarkt stellt diese Position in kleineren Betrieben ein Sprungbrett zu größeren Firmen dar oder die Möglichkeit, im Unternehmen in der Hierarchie aufzusteigen.

Ähnlich wie in der **Qualitätskontrolle** ist diese Position das Ziel vieler Hochschulabsolventen nach dem Sammeln erster Berufserfahrung im Bereich **Produktion.** Der HL muss sich ebenfalls in den gängigen Regularien gut auskennen, technisch und wissenschaftlich die Produktionsprozesse sowie mögliche Einflussfaktoren kennen, sich je nach Bereich flexibel auf ständig wandelnde Prozesse einstellen können, ein Organisationstalent sein und sich im Ernstfall auch als Krisenmanager bewähren. Die Aufgaben des **HLs** sind ebenfalls im § 12 der **Arzneimittel-** und **Wirkstoffherstellungsverordnung** (AMWHV) definiert (BMJ, 2019a).

P. U. B. Vogel et al., *Funktionsträger im GMP-Umfeld*, essentials, https://doi.org/10.1007/978-3-662-68720-8_3

Im Vergleich zum **KL** (siehe Kap. 2) scheint das Aufgabengebiet des **HLs** weniger umfangreich zu sein (Tab. 3.1), aber hier trügt der Schein. Die Vorgaben/Prozesse/Abläufe im Bereich **Produktion** sind sogar noch komplexer als in der **Qualitätskontrolle**. Die Produktion hat in den meisten Fällen vielschichtige und umfangreiche Anforderungen an Personal und technische Ausrüstungen. Aus diesem Grund sind sowohl Grundlagen als auch Umfang an **Wissenstransfers** oder technische Ausstattungen aller Art sehr komplex und es ist eine Kunst, das Komplexe scheinbar mühelos ineinander greifen zu lassen.

Die Produktion von sterilen Arzneimitteln findet in sog. **Reinräumen** statt. Es gibt verschiedene Reinraumklassen (nicht klassifiziert, D – A), die eine steigende Reinheit der Umgebung (mikrobielle und partikuläre Belastung von Luft, Arbeitsoberflächen und Personal) bis hin zu Arbeiten an offenem Produkt unter aseptischen Bedingungen sicherstellen. Die Räumlichkeiten müssen nach Vorgaben regelmäßig gereinigt und desinfiziert werden und während laufender Produktionen durch Messmethoden überwacht werden, usw. Dazu kommt die **Personal-** und **Betriebshygiene**. Auch wenn es in der Qualitätskontrolle ebenfalls Hygienevorschriften gibt, sind die Anforderungen im Bereich Produktion wesentlich höher, da das Personal mit ein Haupteintragsrisiko für Keime (z. B. auf der Haut) ist. Hier gibt es umfangreiche Prozeduren zur Qualifikation (Eignungsnachweis) der Operatoren.

Zum besseren Verständnis sind die Aufgaben aus dem **AMWHV** samt Erläuterung sowie Beispiele für die konkrete Einbindung des **HLs** in Tab. 3.1 zusammengefasst. Die Liste ist ebenfalls deckungsgleich mit den Anforderungen, die auch in Kap. 2 des **EU-GMP-Leitfadens** für den HL aufgeführt sind und es gelten die gleichen weiteren Aufgaben, die im Zusammenspiel mit dem KL und ggfs. dem **Leiter der Qualitätssicherung** zu erfüllen sind (siehe Kap. 2). Daneben gibt es noch zahlreiche weitere Kapitel des EU GMP-Leitfadens, die entweder relevant sind oder Ausführungen zu Aufgaben der **Produktion** enthalten bzw. Eckpunkte wichtiger Tätigkeiten der Produktion festlegen, darunter u. a. Kap. 1 **(Pharmazeutisches Qualitätssystem)** (BMG, 2013) und Kap. 5 (Produktion) (BMG, 2015). Hier ist ebenfalls der HL nicht direkt genannt, jedoch aufgrund seiner Leitungsfunktion für die Erfüllung der Anforderungen durch die Mitarbeiter seiner Abteilung verantwortlich.

Tab. 3.1 Aufgaben des Leiters der Herstellung gemäß § 12 AMWHV

Nr	Aufgaben	Erläuterung	Was hat der Leiter der Hersteller zu tun?
1	Sicherstellung der vorschriftsmäßigen Herstellung und Lagerung von Produkten	Dies umfasst alle Schritte, von der Verwendung der richtigen Versionen von Vorgabedokumenten, der Einschleusung von Material, der Verwendung von freigegebenen Material, der Reinigung der Räume, der Freigabe der Linie, der verschiedenen Stufen der Herstellung, dem korrekten Probenzug, der Anwendung der richtigen Programme von Anlagen, der Sterilisation aller eingesetzten Materialien und Anlagen, der Dokumentation der Herstellungsaktivitäten, der Bilanzierung von eingesetztem Material, der Überprüfung des mikrobiologischen Monitorings der Produktionsräume etc.	Schulung der Mitarbeiter (teils delegiert) Freigabe der Produktionsbereiche Prüfung der Dokumentation zu allen Herstellungsschritten auf Einhaltung der Vorgaben und Vollständigkeit
2	Genehmigung der Herstellungsanweisungen	Alle notwendigen Tätigkeiten zur Herstellung einer Arzneimittelcharge sind in einer Herstellungsanweisung enthalten. Teilweise gibt es noch zusätzliche SOPs, z. B. für den Ansatz von Teilmengen etc., die später nach Testung und Freigabe im Herstellungsprozess eingesetzt werden. Das Produktionspersonal arbeitet Schritt-für-Schritt gemäß der Herstellungsanweisungen und protokolliert die Tätigkeiten	Gewöhnlich wird die Erstellung delegiert, der HL prüft das Dokument auf Richtigkeit und Vollständigkeit und genehmigt das Dokument per Unterschrift
3	Kontrolle der Wartung, der Räumlichkeiten und Ausrüstung für Prüfungen	Während der Herstellung dürfen nur freigegebene Geräte/Anlagen, Räumlichkeiten verwendet werden. Dies wird z. B. über angebrachte Plaketten oder Schilder vor den Räumlichkeiten angezeigt	Kontrolle kann durch Begehung des Bereichs oder Überprüfung des Status aller Einheiten in Übersichtslisten erfolgen. Die konkrete Prüfung erfolgt durch das Personal vor Verwendung

(Fortsetzung)

Tab. 3.1 (Fortsetzung)

Nr	Aufgaben	Erläuterung	Was hat der Leiter der Hersteller zu tun?
4	Sicherstellung der Validierung von Herstellungsverfahren	Vor Start der Validierung muss eine genehmigte Herstellungsanweisung (siehe Punkt 2) für die Herstellung vorliegen. Die Validierung des Herstellungsprozesses umfasst gewöhnlich nach Festlegung von kritischen Qualitätsattributen (Eigenschaften des Produkts) und kritischen Prozessparametern (solche Parameter, die einen Einfluss auf die Qualität des Produkts haben können, z. B. die Temperatur und pH während chemischer Synthesen, der Sauerstoffverbrauch während einer Fermentation, die Standzeit von thermisch instabilen Produkten, usw.) im Rahmen einer Risikoanalyse die Festlegung der Durchführung von Akzeptanzkriterien in einem Validierungsplan. Hier wird auch der erhöhte Probenbezug definiert, da Validierungschargen intensiver beprobt und analytisch charakterisiert werden als spätere Verkaufschargen. Es gibt aber noch mehr Validierungsbereiche im Bereich Produktion, z. B. die Reinigungsvalidierung zur Vermeidung von Kontaminationen (mikrobiell oder durch Reste anderer Arzneimittel) oder eine Validierung von computergestützten Anlagen oder regelmäßigen Nachweise der aseptischen Umgebung in Form von Media Fills (Durchführung des Prozesses ohne Produkt, aber mit Nährmedien, mit denen die Anwesenheit von Keimen einfach nachgewiesen werden kann)	Meist liegt die Durchführungsverantwortung bei spezialisierten Teams, der HL muss jedoch die Inhalte der Validierung kennen und genehmigen. Prozesse dürfen nur durchgeführt werden, sofern alle Validierungen vorhanden sind und ggfs. Revalidierung zeitlich rechtzeitig durchgeführt sind

(Fortsetzung)

Tab. 3.1 (Fortsetzung)

Nr	Aufgaben	Erläuterung	Was hat der Leiter der Hersteller zu tun?
5	Sicherstellung der Personalschulungen	Genau wie in der Qualitätskontrolle dürfen nur geschulte Operatoren den Herstellungsprozess (bzw. Teilabschnitte hiervon) ausführen. Das kann auf bestimmte Tätigkeiten begrenzt sein, z. B. Materialeinschleusung, Bedienung einer Anlage oder aseptische Tätigkeiten in den höchsten Reinraumklassen, A und B	Der Leiter der Herstellung sollte über eine Schulungsmatrix verfügen, über die ersichtlich ist, dass alle Mitglieder des Teams ausreichend geschult sind. Teilweise erledigt das das Führungspersonal, der Leiter der Herstellung trägt jedoch die Verantwortung

3.2   Berufsalltag des Leiters der Herstellung

Die bereits vordefinierte Aufgabe eines **Leiters der Herstellung** in der pharmazeutischen Industrie besteht darin, die ordnungsgemäßen **Herstellungsprozesse** von Arzneimitteln vom Beginn bis zum Ende sicherzustellen – ein quasi täglich wechselndes Zusammenspiel von Menschen, Maschinen und Materialien zur Lösung sich stets und ständig verändernder und weiter entwickelnder Komponenten, Rahmenbedingungen und wissenschaftlichen Erkenntnisse. Ausgerichtet an rechtlichen Zuständigkeiten und Vorgaben kann das Tagesgeschäft Folgendes umfassen, ohne dass die gewählte Reihenfolge eine Priorität abbildet oder Vollständigkeit vermitteln kann:

Sicherstellung der Einhaltung von Vorschriften:
Ein **HL** muss sicherstellen, dass alle **Herstellungsprozesse** mit den gesetzlichen Vorschriften übereinstimmen. Dazu gehört auch, dass alle Produkte in Übereinstimmung mit der **Guten Herstellungspraxis** (GMP) und anderen einschlägigen Vorschriften produziert werden. Da niemand sie alle im Kopf behalten kann, gibt es immer wieder viel zu lesen, zu verstehen, zu lernen und vor allen Dingen – anzuwenden. Kontinuierlich und iterativ.

Personalführung:
Ein **HL** ist für die Leitung des am **Herstellungsprozess** beteiligten Personals verantwortlich. Dazu gehören die Einstellung, Schulung und Beaufsichtigung des Personals, um sicherzustellen, dass es seine Aufgaben effektiv ausführen kann. Ganz sicher hilft es immer daran zu denken, dass man in jedem Business am Ende mit Menschen arbeitet, in aller Vielfalt. Eine grundsätzlich positive Grundhaltung ist ein guter Startpunkt, zumal man selbst immer nur so gut ist wie die Mitarbeiter:innen. Der Stelleninhaber sollte insofern schon im ureigensten Interesse dafür sorgen, dass die Mitarbeiter:innen ihre Arbeit machen können.

Zusammenarbeit mit anderen Abteilungen:
Ein **HL** muss eng mit anderen Abteilungen wie Forschung und Entwicklung, Qualitätskontrolle oder allen an der Lieferkette Beteiligten zusammenarbeiten, um sicherzustellen, dass der Fertigungsprozess mit den Gesamtzielen des Unternehmens in Einklang steht. So kontrastreich die Ansichten auch sein mögen – es geht dabei am Ende immer um die Rationale. Konzentriert sich der HL auf fachliche Inhalte, kommt er am sichersten voran.

Sicherstellung der Produktqualität:
Ein **HL** muss sicherstellen, dass alle Produkte die erforderlichen **Qualitätsstandards** erfüllen. Dazu gehören eine vorhandene Festlegung und die anschließende Überwachung der **Produktqualität** während des gesamten Herstellungsprozesses genauso wie die Initiierung und Durchführung von Korrekturmaßnahmen, kurz-, mittel- und langfristig. Der Fokus liegt am besten von vornherein auf der **Produktionsqualität,** dann stellen sich die gewünschten Ergebnisse beinah von allein ein.

Steuerung der Produktionsprozesse:
Ein **HL** ist dafür verantwortlich, dass der Fertigungsprozess reibungslos und effizient abläuft. Dazu gehört die Verwaltung des Produktionsplans, die Sicherstellung der ordnungsgemäßen Funktion aller Anlagen und die Überwachung der Qualität der hergestellten Produkte. **Audit-Readiness** zu jeder Zeit ist dabei eine probate Maxime.

Darüber hinaus kann ein **HL** auch für die Entwicklung und Einführung neuer Produktionsverfahren, die Ermittlung von Verbesserungsmöglichkeiten bei bestehenden Verfahren und die Verwaltung von Budgets und Ressourcen zuständig sein. Vieles davon ist in einer Vielzahl von Strukturen und Dokumenten auch innerhalb von Unternehmen bereits geregelt – wird doch in einem regulierten Umfeld gearbeitet, in dem es heißt: „Nicht geschrieben ist nicht gemacht". Manches mag man anfänglich als anstrengend und überflüssig empfinden; hat man sich jedoch darauf eingestellt erkennt man, dass diese sog. **best practices** durchaus eine gute Richtlinie liefern, selbst wenn sie zuweilen sogar konträr formuliert wurden. „Luft nach oben" gibt es einfach immer.

Aus den oben genannten Punkten füllt sich der typische Arbeitstag eines **HLs,** der von Meetings (ähnlich wie beim KL, siehe Kap. 2), Mitarbeiterschulungen, Beaufsichtigung von operativen Tätigkeiten in den Produktionsräumen, der Durchsicht von Protokollen sowie Diskussionen und Entscheidungen zu Vorgehensweisen bei Abweichungen, Änderungen oder Sonderfällen geprägt ist.

Im übertragenen Sinne funktioniert eine **Produktion** wie ein Automotor: Sind Reiseplanungen, Vorbereitungen und Abstimmungen sorgfältig durchdacht, ausgeführt und auch während der Fahrt überwacht und sichergestellt – läuft es im Wesentlichen auch. Fehlen aber Einzelteile und Komponenten, sind zu wenig Wasser, Öl, Luft, Kraftstoff oder Energie vorhanden (der Leserschaft vielleicht bereits als **WOLKE** bekannt) – lässt sich das Auto entweder gar nicht fahren oder der Motor beginnt irgendwann zu stottern. Die Ursachen für fehlendes Funktionieren oder Fehlfunktionen in den **Produktionsbereichen** können vielfältig sein und oft lassen sich viele davon vermeiden. Deshalb gilt es, bekannte

Set-Ups genauso wie Störungsmöglichkeiten stets und ständig im Auge zu behalten und „vorprogrammierte Fehlfunktionen" zu vermeiden, ggf. zu korrigieren bzw. Unbekanntem nachzugehen, jetzt zu beseitigen und erneutes Auftreten im Rahmen des Menschen-möglichen zu verhindern.

Hier ein paar Beispiele dazu:

Da gibt es angrenzende Funktionsbereiche, die nicht im gleichen **Schichtsystem** arbeiten, damit Materialen, die nicht bereitgestellt oder Produkte, die nicht abtransportiert werden können; **Analysefreigaben,** die fehlen und jede Art der Weiterverarbeitung stoppen; alternative Rohstoffeinkäufe, die nicht abgestimmt wurden und sich nicht mehr verarbeiten lassen; da gibt es **fehlende Trainingsstatus,** die bestimmte Mitarbeiter im wahrsten Sinne des Wortes auch physisch aussperren können bzw. fehlende „Ersatzmöglichkeiten", wenn jemand gesundheitlich ausfällt; da gibt es **technische Stillstände,** die sich beinah fühlbar sukzessive aufgebaut haben und ignoriert wurden und zu massiven ad hoc Ausfällen führen; da gibt es sich widersprechende Vorgaben in SOPs und Herstellungsdokumenten, während die Mitarbeiter gehalten sind, nach Beidem zu arbeiten... die Möglichkeiten der Bremsklötze im Alltag erscheinen schier unerschöpflich und können die Vorstellungskräfte auf die Probe stellen.

Die **Kreativität** der Mitarbeiter für **work-arounds** oder Vermeidung von als „unnötig" Empfundenem ist dabei noch nicht eingerechnet. Auch hier gibt es nichts, dass es nicht gibt – verblüffend oft nicht unähnlich zu freimütigem Verhalten von Kindern. Deshalb ist es immer sinnvoll und außerordentlich hilfreich, zuerst die steuerbaren **technischen Komponenten** zu ermitteln, zu definieren/ spezifizieren, und kontinuierlich im Auge zu behalten. Läuft es bei Kontrollierbarem, können die immer limitierten Ressourcen auch zielführender und vor allen Dingen schneller und besser vorbereitet eingesetzt werden. So wie beim Autofahren die **kritischsten Parameter** regelmäßig im Blick behalten werden, um böse Überraschungen zu vermeiden oder negative Auswirkungen zu minimieren, ist neben einer sinnvollen Vorbereitung eine präventiv wirkende **kontinuierliche Überprüfung** und Nachsteuerung im Alltag unerlässlich – und bestimmend für den Alltag des **HL.**

Die wichtigste Aufgabe überhaupt scheint also immer wieder die Arbeit mit den Menschen selbst zu sein. **Technik** können wir berechnen, an- und abstellen, Materialien können wir verwenden oder verwerfen – **Menschen** sind jedoch so unglaublich vielfältig, dass wir ständig mit Neuem konfrontiert werden. Gerade, wenn wir mit verschiedenen Kulturen in einer fremden Sprache sprechen, die auch nicht die unsere ist, was sehr oft der Fall ist – kann man leicht verletzen oder irritieren. Deshalb spielt der **kulturelle Hintergrund** des Gegenübers eine stets zu beachtende Rolle und so scheint es nur weise, diesen so gut wie möglich zu verstehen und zu berücksichtigen. Es geht nie um uns; es geht um „uns". Typischerweise arbeiten wir mit Menschen aller Herren Länder, aller Einkommensgruppen, aller Ausbildungsstufen und aller Altersgruppen und wir brauchen einfach jeden Einzelnen. Wir alle haben auch unsere ganz eigene Art, mit anderen Menschen umzugehen. Die Kunst liegt darin einen Weg zu finden, sie einerseits fachlich und andererseits menschlich abzuholen und einzubinden und die resultierenden Aufgabenstellungen zielführend zu steuern. Der Vorteil **vorausschauenden Arbeitens** liegt darin, durch weniger Nacharbeit unnötigen Stress auf ein absolutes Minimum reduzieren zu können. Wir selbst wissen nie alles, wir selbst lernen lebenslang; und so können wir von den verschiedenen **Perspektiven** immer mehr dazulernen, während wir sie gleichzeitig aufeinander abgestimmt in eine gemeinsame Richtung lenken wollen und müssen. Erfahrungsgemäß hilft deshalb aktives Zuhören und Verstehen immer. Es ist nicht notwendig, immer alles sofort zu auszusprechen, was einem durch den Sinn geht. Hier hilft als Grundsatz kurz zu überprüfen, ob das, was uns auf der Zunge liegt, inhaltlich gerade weiterhilft. Wenn nicht, tut man gut daran, Ruhe zu bewahren und nachzudenken. Nicht selten analysieren wir erst im Nachgang, dass hinter einer Bemerkung viel mehr Sinn stecken kann, als es sich uns im ersten Moment erschloss.

Darüber hinaus liegt es beim HL, pro-aktiv **Prozessverantwortung** für die Dinge zu übernehmen, mit denen die Mitarbeiter:innen wenig bis nichts zu tun haben. Auch wenn der **HL** formal nur für die **Produktionsprozesse** selbst zuständig ist, wird dieser wieder und wieder erleben, dass in den Produktionen das „aufschlägt", was auch anderswo vorher nicht berücksichtigt oder mit Weitblick geregelt wurde und/oder die Bedürfnisse der Produktionsbereiche außen vorlässt, aus welchem Grunde auch immer. Das kann **Schichtplanungsmodelle** genauso betreffen, die die notwendige Anwesenheit angrenzender Servicebereiche wie Technik oder Labore vergessen hat, wie sehr kurzfristige Umplanungen, denen Sie nicht hinterherkommen oder geschlossene Rohstofflager in der Nacht und an den Wochenenden – sodass am Ende die Fertigung stillsteht. Wer also die Verantwortung eines **HLs** übernimmt. ist in allererster Linie ganz praktisch dafür verantwortlich, dass die Produktion laufen kann, wessen immer es bedarf.

Vor diesen Hintergründen kann allen Anwärtern oder Stelleninhabern das Wissen um spezifische Philosophien, Methoden, Tools und vor allen Dingen das „WIE" ihrer Umsetzung sehr dienen, wie z. B. **Operational Excellence** oder **Lean Management** (siehe Kap. 5). Schon jetzt viel Spaß und Erfolg an dieser Schnittstelle von Naturwissenschaften, Technik und **Unternehmensführung** – wenn auch erst mal „im kleinen großen Rahmen".

Merken Sie sich vielleicht einfach: Wenn Ihre Mitarbeiter:innen einfach ihren Job machen, können & sie dann auch noch **Qualität** produzieren, kommen alle anderen Zahlen von ganz allein.

Qualified Person (QP): Aufgaben und Berufsalltag

4

4.1 Allgemeines und Pflichten der Qualified Person

Wie bereits in Kap. 1 erwähnt, ist die **Qualified Person** (ab jetzt mit QP abgekürzt) eine zentrale Funktion in pharmazeutischen Unternehmen. Man könnte überspitzt formulieren, dass die QP die „Spitze der Nahrungskette" darstellt, da die QP die letzte Entscheidungsinstanz bei der Freigabe von **Arzneimitteln** ist und darüber hinaus zahlreiche weitere Aufgaben im Qualitätsbereich erfüllt. Die Aufgaben der QP entstammen Artikel 51 der in Kap. 1 erwähnten **EU-Richtlinie 2001/83/EG** (für Humanarzneimittel) und sind in Kap. 2 des **EU-GMP-Leitfadens** aufgeführt (BMG, 2014b). Dazu gehört:

1. Die Sicherstellung, dass jede Charge gemäß geltenden Gesetzen und in Übereinstimmung mit den Zulassungsanforderungen hergestellt und geprüft wurde.
2. Bei Arzneimitteln aus Drittstaaten muss die QP sicherstellen, dass jede importierte Charge in einem Mitgliedsstaat einer vollständigen Analyse zur Sicherstellung der Qualität der Arzneimittel gemäß Zulassung unterzogen wird. Weiterhin muss in einem Freigaberegister jede Charge aufgeführt und bescheinigt werden, dass die Anforderungen aus Artikel 51 der EU-Direktive erfüllt sind.

Des Weiteren wird gefordert, dass die **QP** über die in Kap. 1 beschriebene Qualifikation verfügen und dem Unternehmen ständig zur Verfügung stehen muss. Zusätzlich enthält das **AMWHV** § 16 eine Auflistung von Anforderungen (Unterzeichnete Herstellungs- und Prüfungsdokumentation, Berücksichtigung von analytischen Prüfergebnissen inkl. Inprozesskontrollen und Bedingungen bei

© Der/die Autor(en), exklusiv lizenziert an Springer-Verlag GmbH, DE, ein Teil von Springer Nature 2023
P. U. B. Vogel et al., *Funktionsträger im GMP-Umfeld*, essentials,
https://doi.org/10.1007/978-3-662-68720-8_4

der Herstellung, Bestätigung der Übereinstimmung mit den **Spezifikationen** etc.) (BMJ, 2019a) die für die Freigabe von Chargen erfüllt sein müssen. Des Weiteren gibt es einen eigenen Annex des **EU-GMP-Leitfadens,** Annex 16, der sich nur mit der **Zertifizierung** durch die QP und der **Chargenfreigabe** beschäftigt (BMG, 2017).

Im Grunde genommen wirken die beiden oben genannten Pflichten recht überschaubar, allerdings sind dies nur die wesentlichen Kernpunkte, da Punkt 1 bereits alles inkludiert, was die Fachabteilungen vorbereiten, von einer vollständigen und geprüften Herstellungs- und Prüfungsdokumentation bis hin zu Kontrollen, die sicherstellen, dass alles der Zulassung entspricht. So etwas prüft niemand bei jeder Charge eines Arzneimittels im Detail, aber es gibt Sicherheitsmechanismen, die eine Firma etabliert haben sollte, wie z. B. den initialen Abgleich, dass alle Anweisungen (Herstellung und Prüfungen) der Zulassung entsprechen und ein lückenloses **Change Control-Management,** das während des Lebenszyklus der Produkte sicherstellt, dass alle wesentlichen Änderungen, die auch die Zulassung betreffen (z. B. von Lieferanten, eingesetzte Hilfsstoffe, Schritten der Herstellung und Prüfung, externe Labore) von der Zulassungsabteilung geprüft und bewertet wird, ob diese Änderung die Zulassung betrifft (die **Zulassungsunterlagen** enthalten häufig wichtige Schritte, aber nicht alle Details, die sich in den internen SOPs finden) und ob ggfs. die Notwendigkeit für eine **Änderungsanzeige** gegeben ist. Dabei wird die intern geplante Änderung den Behörden gemeldet und in den Zulassungsunterlagen geändert. Nach der Genehmigung (es gibt auch nicht genehmigungspflichtige Änderungen) durch die **Zulassungsbehörden** kann die Änderung (z. B. neuer Lieferant) intern implementiert werden. Hierdurch wird sichergestellt, dass die internen Prozeduren zur Herstellung und Prüfung auch nach Jahren und Jahrzehnten immer noch der Zulassung entsprechen.

Eine vollständige Aufführung und Beschreibung der Anforderungen des Annex 16 des **EU-GMP-Leitfadens** würde den Rahmen dieses *essentials* sprengen, deswegen kann hier nur eine Auswahl genannt werden. Neben den bereits zuvor genannten Anforderungen sind detaillierte Vorgaben zur Verantwortung bei mehreren Standorten und mehreren beteiligten **QPs,** zur Bewertung der Auditierung anderer Standorte und zum Umgang mit **unerwarteten Abweichungen** enthalten (BMG, 2017). Abweichungen während der Herstellung oder Prüfung müssen grundsätzlich angemessen dokumentiert, analysiert und auf ihren Einfluss bewertet werden. Da Abweichungen einen negativen Einfluss auf die Produktqualität haben können, muss die QP diese natürlich bei der Entscheidung zur Zertifizierung der Chargen berücksichtigen, was je nach Bereich z. T. häufiger vorkommt (Vogel, 2023).

Obwohl die organisatorische Stellung der **QP** bereits in Kap. 1 behandelt wurde, kommen wir erneut darauf zurück, da es wichtige Aspekte gibt, die potenziell die **Qualitätsentscheidungen** der QP beeinflussen könnten. Wie bereits erwähnt, sollte die QP idealerweise unabhängig sein, d. h. z. B. der Leitung des Qualitätsmanagements (Raus, 2020) oder der Geschäftsleitung berichten. Diese Unabhängigkeit ist besonders wichtig, da die finale Freigabe von Arzneimitteln möglichst unabhängig von betriebswirtschaftlichen Überlegungen, sondern primär auf Basis der Einhaltung aller relevanten Anforderungen (interne und **GMP-Vorgaben,** Zulassung) erfolgen sollte.

Sofern z. B. der durchschnittliche zeitliche Aufwand für die **QP-Tätigkeiten** bei 2 h pro Tag liegt, ist es üblich, dass die Person, die als QP tätig ist, eine weitere Position hat. Das kann eine Position in unterschiedlichen Abteilungen sein, z. B. in der **Produktion,** der **Qualitätskontrolle** oder der **Qualitätssicherung.** Nehmen wir als Beispiel einen Fall, in dem ein Qualitätskontroll-Manager (eine Position in der Qualitätskontrolle, die personell dem **KL** (wie zuvor werden für den Leiter der Qualitätskontrolle und den Leiter der Herstellung der Einfachheit halber die veralteten Abkürzungen KL und HL verwendet)) für Produktstabilitäten zuständig ist. Da auch der Abteilungsleiter der QK im Freigabeprozess involviert ist könnte es Fälle geben, in denen es zu Interessenskonflikten kommt, z. B. wenn „von oben" Druck auf den Abteilungsleiter ausgeübt wird, offene Vorgänge wie die Untersuchung von nichtspezifikationskonformen Ergebnissen, sog. **OOS-Ergebnissen,** schnellstmöglich abzuschließen, um die rechtzeitige **Chargenfreigabe** nicht zu gefährden. Dies könnte im schlimmsten Fall zu einer ungenügenden oder überhasteten Abarbeitung führen mit Schlussfolgerungen, die angreifbar sind.

Die **QP** könnte hier einschreiten und eine vollständige und nachvollziehbare Fortsetzung der Untersuchung fordern und andernfalls die **Freigabeentscheidung** verweigern. Aufgrund der personellen Unterstellung der QP resultiert dann ein **Interessenskonflikt,** da dies bedeuten würde, dem eigenen Chef **(KL)** widersprechen zu müssen. Das ist in Abhängigkeit von z. B. der **Unternehmenskultur** und dem eigenen Verhältnis zum Chef teilweise eine schwierige Gratwanderung. Es kann sich sicher jeder vorstellen, dass sich solche Situationen (6 h am Tag hat man einen Chef, 2 h am Tag ist es bezüglich einiger Themen/Entscheidungen umgekehrt) teilweise schwierig gestalten können. Aus diesem Grund ist es auch gute Praxis, die **QP** als Nebentätigkeit gar nicht erst so einem Gewissenskonflikt auszusetzen, z. B. in dem die QP entweder unabhängig ist oder z. B. gleichzeitig als KL (oder HL) fungiert bzw. zur Qualitätssicherung gehört.

4.2   Der Berufsalltag einer Qualified Person

Der Alltag einer **QP** lässt sich nicht pauschalisieren. Häufig stehen regelmäßige bzw. tägliche Freigaben an. Dafür wird der QP in den meisten Fällen das Leben sehr einfach gemacht, z. B. in dem eine Gruppe oder Abteilung **(Batch Release Management)** die **Chargenfreigabe** so vorbereitet, dass die QP alle relevanten Informationen einsehen kann. Das umfasst die Chargendokumentation inklusive der Herstell- und Prüfprotokolle, die ein oder mehrere Ordner füllen können und bereitgestellt werden. Dazu gibt es eine Zusammenfassung, in der die einzelnen Abteilungen (u. a. **KL** und **HL**) per Unterschrift die Übereinstimmung mit den Vorgaben und Spezifikationen bestätigen. Weiterhin werden Qualitätsvorgänge aus verschiedenen Qualitätssystemen mit Bezug zu der freizugebenen Charge erfasst. Dazu zählen z. B. Abweichungen von den Vorgaben, Änderungen und noch umzusetzende Maßnahmen (sog. **CAPAs**). Abweichungen können so gravierend sein, dass eine Charge vernichtet werden muss. Die Bewertung erfolgt aber nicht alleinig durch die QP. Abweichungen werden verständlich beschrieben und von dem relevanten Fachpersonal mit einer Ursachenanalyse (warum kam es zu der Abweichung) sowie einer Risikoeinschätzung (was bedeutet die Abweichung für die **Produktqualität** und **Patientensicherheit**) dokumentiert (Vogel, 2023). Die QP ist entweder als Genehmiger der Dokumente eingebunden oder bekommt den Abweichungsbericht bei Chargenfreigabe vorgelegt. Letztere Ausgestaltung birgt in einigen Fällen „Knallpotenzial", wenn z. B. die QP nicht mit der Bewertung bezüglich der **Produktqualität** einverstanden ist. Zur Chargendokumentation gehören auch ggfs. **Out-of-Specification-Berichte**, sofern die Ergebnisse einzelner analytischer Prüfungen nicht den Spezifikationen entsprechen. Auch hier ist die QP gewöhnlich in die Bewertung vor Abschluss des OOS-Verfahrens eingebunden. Letztlich müssen alle qualitätsrelevanten Vorgänge formal abgeschlossen sein, bevor die QP den **Verwendungsentscheid** (Freigabe oder Rückweisung) zur Charge treffen kann.

In Praxis ist der zeitliche Umfang, den die **QP** pro Freigabe einer Charge betreibt, abhängig von dem Vertrauen in das **Qualitätsmanagementsystem** der Firma. Neben QPs, die detailliert jede einzelne Seite der Chargendokumentation prüfen, gibt es (wohl am häufigsten praktiziert) QPs, die den vorgeschalteten Prozessen, also z. B. den **Leitern der Qualitätskontrolle** und **Herstellung** vertrauen und nur stichprobenartig prüfen, ob die Dokumente vollständig und korrekt sind. Dieses Vertrauen wird meist durch ein gut funktionierendes **Batch Release Management** gefördert, dessen Mitarbeiter sowieso die Vollständigkeit der gesamten Dokumentation prüfen. In Einzelfällen fehlen mal Unterschriften oder andere Angaben auf einzelnen Protokollen und durch die Vorprüfung spart

die QP viel Zeit und muss nicht bei jeder Chargendokumentation zum „Deep
Dive" ausholen, um die „Nadel im Heuhaufen" zu finden.

Zu den unmittelbaren Ansprechpartnern der QP gehört häufig neben den
Schlüsselpositionen (**KL, HL** und **Leiter der Qualitätssicherung**) das **Batch
Release Management,** mit denen man Rückfragen zu Unklarheiten hält, z. B.
sofern einem bei der stichprobenartigen Kontrolle Unregelmäßigkeiten bei der
Bilanzierung von z. B. Etiketten auffallen. Die Klärung kann dann über das Batch
Release Management kanalisiert werden, sodass die QP nicht mit jedem einzelnen
Mitarbeiter der Firma Kontakt aufnehmen muss. Daneben sind häufig Spezialisten
Ansprechpartner der QP, wie der Leiter der Prozessvalidierung, die Hygien-
ebeauftragten, QK-Mitarbeiter wie OOS-Experte oder Stabilitätsbeauftragtem
oder Mitarbeiter der Qualitätssicherung. Weitere externe „Ansprechpartner" können andere QPs sein, sofern bestimmte Herstellungs- oder Prüfschritte von
anderen Unternehmen geleistet werden. In diesem Fall vertraut die freigebende
QP gewöhnlich auf die Zertifikate der anderen QPs, es können sich aber Fragen
ergeben, die geklärt werden müssen.

Sofern der Routinebetrieb robust und unauffällig verläuft und alle Abteilungen
ihre Aufgaben gewissenhaft und vollständig erledigen, ist die **QP-Tätigkeit** von
Durchsichten und Unterschriften geprägt. Es gibt aber Fälle, z. B. sofern die
Historie einer Methode auf analytische Schwierigkeiten hinweist und man aktuell
wieder ein **OOS** zu einer Charge hat oder der letzte Testlauf zur Verifizierung der
aseptischen Bedingungen (sog. **Media Fill**) Auffälligkeiten aufwies, in der die
QP sich ein genaueres Bild von dem aktuellen Erkenntnisstand machen sollte,
um dieses Wissen für spätere Entscheidungen berücksichtigen zu können.

Daneben können unliebsame Erkenntnisse auftauchen, z. B. sofern sich zeigt,
dass vereinzelt Änderungen am Herstellungsprozess durchgeführt wurden, ohne
dass hier das **Change Control-System** genutzt wurde, das für die Bewertung
und Genehmigung solcher Änderungen verwendet werden sollte. Das kann in
Einzelfällen bedeuten, dass man eine **Nichtkonformität** gegenüber der Zulassung
hat. Besonders ärgerlich sind solche Fälle, wenn dies bereits freigegebene und
ausgelieferte Produkte betrifft. Hier ist neben einer internen Bewertung unter Verwendung z. B. des Abweichungsmanagements ggfs. die zuständigen Behörden zu
informieren, was unangenehm ist und weitere Konsequenzen haben könnte. Auch
Sonderfreigaben (z. B. Laufzeitverkürzungen) sind nicht die Norm und sollten
nur im Notfall genutzt werden (z. B. dringend benötigtes Medikament bei kritischen Lieferengpässen) und benötigten zudem die Genehmigung der zuständigen
Behörde.

Sofern dies häufiger vorkommt, ist es wichtig, nicht fortlaufend durch Bekämpfung der Symptomatik (hier Laufzeitverkürzung) ein vorhandenes Problem zu umgehen. Die Ursachen könnten im analytischen Bereich liegen, z. B. weil die Methode nicht zuverlässig funktioniert oder im Produkt selbst, wenn z. B. bei Zulassung ein selten auftretendes Problem bei den 3 Validierungschargen nicht erkannt wurde, was jedoch in Routine häufiger auftritt. In solchen Fällen ist es wichtig, wenn nicht schon von der **Qualitätssicherung** angestoßen, dass die **QP** auf eine **Ursachenanalyse** drängt, um an der richtigen Stelle ansetzen zu können und um in der Folge entweder die analytische Methode robuster aufzustellen oder grundsätzlich über eine **Änderungsanzeige** Prozessparameter zu ändern. So packt man das Problem bei der Wurzel, anstatt immer nur an der Symptomatik „herumzudoktern".

Die **QP** kann z. B. auch bei **Transportabweichungen** oder **Reklamationen** ins Spiel kommen. Arzneimittel werden bei definierten Temperaturen ausgeliefert. Bei der Vielzahl von Transportwegen kommen trotz vorhandener Transportvalidierung immer mal wieder Fälle vor, in denen Abweichungen von der spezifizierten Temperatur auftreten. Die Aufgabe der QP ist es hier zusammen mit dem **KL** bzw. dem Stabilitätsbeauftragten, anhand der vorliegenden Abweichung (Dauer und Ausprägung) und verfügbaren Daten zur **Produktstabilität** (z. B. Stressbedingungen) eine Entscheidung zu treffen, ob die Ware weiterverwendet werden kann oder die **Produktqualität** so beeinträchtigt ist, dass die Ware vernichtet und ersetzt werden muss. Auch bei Kundenreklamationen, z. B. bei beschädigtem Verpackungsmaterial, oder vermuteter Unwirksamkeit einer Charge, wird die QP hinzugezogen.

Die **QP** sitzt ebenso wie die anderen **Funktionsträger** in Meetings zu neuen Änderungsanträgen (Change Control) und Abweichungen und bringt sich sowohl bei der Bewertung als auch bei der Maßnahmendefinition mit ein. Daneben kommuniziert die QP auch mit Behörden, z. B. bei Sonderfreigaben oder bei Rückrufaktionen. Die QP ist weiterhin häufig an Audits beteiligt (siehe Kap. 5).

Die genaue Definition der Aufgaben der **QP** durch interne Funktions- und Stellenbeschreibung ist sehr wichtig. In einigen Fällen geht die QP aufgrund z. B. des persönlichen Interesses, der Erwartungshaltung innerhalb des Unternehmens oder einem mangelnden Vertrauen weit über ihre eigentlichen Aufgaben hinaus und ist quasi überall eingebunden. Das kann sich auf die Prozesse direkt in der **Produktion** oder **Qualitätskontrolle,** beziehen und kann mitunter sehr vielschichtig sein. Zum Beispiel gibt es Fälle, in denen die QP die Kontrolle von **Validierungstätigkeiten** ausübt (Schmitt, 2017). Grundsätzlich ist es nicht verkehrt, als QP vertiefte Einblicke in diese Aktivitäten zu haben. Die QP gibt

u. a. auf Basis der Annahme, dass der Prozess gemäß des **Stands der Technik** und im Einklang mit behördlichen und internen Vorgaben validiert wurde, Chargen frei. Das muss aber nicht durch aktives Einbringen oder Kontrollieren erbracht werden, sondern z. B. dadurch, dass die QP die relevanten Dokumente in Ruhe prüft und kommentiert.

Das starke Einbringen der **QP** kann sich selbst in Bereiche des **Qualitätsmanagementsystems** erstrecken, die gewöhnlich unter Kontrolle der **Qualitätssicherung** stehen, wie z. B. Change Control- oder Abweichungsmanagement, Lieferantenqualifizierung und weitere. Sofern dies in der Stellenbeschreibung enthalten ist und die QP all diese zusätzlichen Tätigkeiten zeitlich erfüllen kann, stellt dies kein Problem dar. Jede kritische Frage hat Ihre Berechtigung. Je mehr kritische Fragen gestellt werden (bis zu einem bestimmten Punkt, ab dem auch Abläufe gestört werden), desto besser. Und je mehr Fragen nicht ausreichend ausgeräumt werden können, desto mehr Ansätze sind vorhanden, um interne Prozesse transparenter, sicherer und nachvollziehbarer zu gestalten. Sofern jedoch die Kapazität der QP zur Durchsicht und Bearbeitung hierdurch überschritten wird, häufen sich die „Stapel auf dem Tisch" wodurch sich die Prozesse verlangsamen.

Wichtig ist aber auch zu verstehen, dass die **QP** nicht per Definition die „eierlegende Wollmilchsau" ist, die alles besser weiß. Eine gute QP hat eine fundierte Ausbildung, idealerweise Praxiserfahrung in verschiedenen Bereichen, ein gutes **analytisches Verständnis** und die Fähigkeit, Dinge kritisch zu hinterfragen, also häufig „schlaue" oder unangenehme Fragen zu stellen, die Schwachstellen entblößen können, sofern die Fragen nicht befriedigend beantwortet werden können.

Der **QP** wird in Fällen von schwierigen **Qualitätsentscheidungen** häufig nachgesagt, dass sie mit einem Bein im Gefängnis steht. Das ist theoretisch möglich, da die QP persönlich für die Freigabe von Chargen verantwortlich ist und damit auch rechtlich für mögliche Schäden haftet (Lomen und Kreidler-Pleus, 2016). Allerdings wartet niemand, weder der eigene Arbeitgeber noch Behörden, auf Fehltritte oder Schäden, um die QP an den Pranger zu stellen. Eine QP, die nach bestem Wissen und Gewissen agiert und rationale Entscheidungen trifft, wird nur sehr unwahrscheinlich mit Strafverfolgung rechnen müssen. Die Autoren dieses Buches haben selbst eine große Anzahl von schwierigen Entscheidungen getroffen und bei anderen **Funktionsträgern** miterlebt, ohne dass uns ein Fall aus dem beruflichen Umfeld bekannt wäre, in dem eine QP strafrechtlich verurteilt wurde. Allerdings gibt es wirklich Fälle von grob fahrlässigem oder vorsätzlichem Agieren, wie z. B. der **Impfstoff-Skandal** in China im Jahr 2018, indem mehrere Schlüsselpositionen wissentlich unwirksame Impfstoffe in den Markt gebracht haben, was zu Inhaftierungen und Verurteilungen einiger der Beteiligten führte

(DAZ.online, 2018). Bezüglich es Vorkommens im deutschen/europäischen Bereich ergab auch eine Diskussionsrunde mit Experten nur zwei Beispiele, in denen QPs rechtlich belangt wurden, auch hier u. a. aufgrund krimineller Tendenzen (Raus, 2020).

Sonderaufgaben der Funktionsträger bei organisatorischen, gesetzlichen und regulatorischen Änderungen, behördlichen Überprüfungen oder bei Mangelzuständen

Neben den bereits beschriebenen Routine-Tätigkeiten gibt es noch weitere Herausforderungen, die die **Funktionsträger** meistern müssen. Es gibt neben Änderungen, die direkt Produkte (z. B. Wechsel von Ausgangsstoffen, Änderungen an validierten Prüf- oder Herstellverfahren) betreffen, noch zahlreiche weiteren Änderungen oder Ereignisse, die temporär einen Mehraufwand verursachen können.

Hierzu zählen z. B.:

- **Interne Umstrukturierungen** und das sog. Onboarding/Enculturing bei Übernahme und Eingliederung eines kleineren Betriebs in die Unternehmenskultur und die Qualitätsstandards von großen Pharma-Unternehmen (Gap-Analysen zur Compliance von Global Standards).
- Einbindung in **Projektarbeit** (z. B. Neuprodukte, interne Erweiterung der Produktions- oder Laborkapazitäten)
- Revisionen von relevanten **Monographien** (z. B. des europäischen Arzneibuchs) und von **GMP-Regelwerken** oder Richtlinien (EU GMP-Leitfaden und ICH-Richtlinien)
- Audits und Inspektionen
- Interne Mängelbeseitigungs-Projekte

Interne **Umstrukturierungen** können verschiedenste Ursachen oder Hintergründe haben, z. B. aufgrund gestiegenen Routine-Pensums, Produkteinstellungen oder Firmenübernahmen. Dabei können sich Situationen ergeben, in denen das **Management** die interne Umstrukturierung einfordert, um die Abläufe effizienter zu gestalten und klare Zuständigkeiten zu schaffen. Es gibt noch wesentlich

P. U. B. Vogel et al., *Funktionsträger im GMP-Umfeld*, essentials, https://doi.org/10.1007/978-3-662-68720-8_5

umfangreichere Änderungen bei Umstrukturierungen bis hin zur Auflösung einzelner Gruppen oder Abteilungen. Was sich einfach anhört, stellt für internes Personal häufig Stressfaktoren dar. Die vertraute Arbeitsumgebung soll sich verändern und geschätzte Kollegen sollen vielleicht bald an anderer Stelle eingesetzt werden, das schafft jede Menge Unsicherheit und Zweifel. Die Aufgabe der **Funktionsträger** (sofern kombiniert mit Personalverantwortung) ist es hier, die Mitarbeiter im Rahmen von Meetings oder Einzelgesprächen auf die Änderungen vorzubereiten und zu beruhigen, damit der Fokus auf Routine-Tätigkeiten erhalten bleibt und die Qualität der Arbeit nicht leidet. Hier kommt es dann weniger auf die fachliche Expertise des Funktionsträgers, sondern auf „soft skills" an, in Form von Empathie oder Fingerspitzengefühl im Umgang mit und bei der Führung von Personal.

Die Einbindung der **Funktionsträger** in **Projektarbeit** kann sich ähnlich divers und facettenreich gestalten wie mögliche organisatorische **Umstrukturierungen.** Dabei kann es sich um Projekte zur Entwicklung von neuen Produkten handeln. Hierbei sind alle Abteilungen gefragt. Je nachdem, wie ein neues Produkt entwickelt wird, sind die Funktionsträger z. B. mit Machbarkeitsanalysen bezüglich der Räumlichkeiten und Ausrüstung beschäftigt. Hierbei steht im Vordergrund, ob das Produkt mit der verfügbaren Ausrüstung und Technologie produziert und geprüft werden kann. Ggfs. müssen hier neue Anlagen und Geräte angeschafft werden. Die Planung eines solchen **TechTransfers** wird üblicherweise durch **Projekt-Manager** koordiniert. Dazu gehören dann abteilungsübergreifende Aufgaben. Sofern neue Anlagen notwendig sind, müssen Umfang und die Kosten zusammengefasst werden. Es schließen sich meist umfangreiche Arbeiten an, z. B. bauliche Veränderungen, Qualifizierung neuer Lieferanten, Qualifizierung und Validierung neuer Anlagen/Prozesse, Anpassung bzw. Erstellung interner Dokumente (z. B. Verfahrensanweisungen bis hin zu Risikoanalysen), behördliche Begehungen/Abnahmen, etc. Die Funktionsträger wie **HL** und **KL** sind dabei in ihrem jeweiligen Zuständigkeitsbereich mit Koordination, Prüfungen und Problemlösungen beschäftigt.

Ein anderes Beispiel für Projektarbeit ist die Einführung neuer Produktionslinien zur Erhöhung der Kapazität für bestehende oder neue Produkte oder Einrichtung neuer Labore zur Erhöhung der Kapazität der **Qualitätskontrolle.** Auch hier gibt es häufig einen Projektmanager und ein multifunktionales Team, was die einzelnen Aufgaben abarbeitet. Aber auch hier sind KL und HL involviert, da neben baulichen/technischen Installationen auch hier jede Menge **GMP-Dokumente** geändert bzw. neu erstellt und letztlich durch die Funktionsträger geprüft oder genehmigt werden müssen. Ähnlich verhält es sich auch bei der Übernahme von Betrieben durch größere Unternehmen. Hierbei wird das Personal schrittweise in die **Unternehmenskultur** (z. B. Verhaltenskodex, Leitlinien) eingeführt und nach einer Phase der Analyse der internen Prozesse werden auch Umstrukturierungen vorgenommen. Zu der Eingliederung gehören auch aufwendige **Analysen** aller Prozesse bezüglich der Übereinstimmung mit globalen Standards (sog. Gap-Analysen) zu verschiedenen Prozessen und **Qualitätssystemen.** Auch hier sind die Funktionsträger involviert, da die Entscheidungen nicht immer nach dem Schwarz-Weiß-Prinzip funktionieren und häufig eine inhaltliche Abwägung erfolgen muss, welche Prozesse in welchem Umfang anzupassen sind, auch mit Blick auf die Aufrechterhaltung des operativen Geschäfts.

Im Gegensatz zu den beiden vorherigen Beispielen gibt es auch abteilungsinterne oder -übergreifende Projekte, die auf die Optimierung bzw. Effizienzsteigerung von Abläufen zielen. **Operational Excellence** ist eine kundenorientierte **Managementphilosophie,** die mit einem ganzheitlichen Ansatz darauf abzielt, alle Aspekte eines Unternehmens durch die Standardisierung von Prozessen, die Steigerung der Effizienz und die Beseitigung von Verschwendung zu verbessern. Als Oberbegriff umfasst er verschiedene Verbesserungssysteme. Dazu gehören u. a. **Lean Management, Kaizen, Six Sigma,** oder **KVP (Kontinuierlicher Verbesserungsprozess),** welche zur Verbesserung der Produkt-, Prozess- und Servicequalität eingesetzt werden. Kaizen konzentriert sich auf kleine, schrittweise Änderungen an Prozessen, um die Effizienz zu verbessern und Verschwendung zu reduzieren. Lean konzentriert sich auf die Reduzierung von Verschwendung und die Steigerung der Effizienz. Six Sigma ist eine datengesteuerte Methode ist, die sich auf die Reduzierung von Fehlern und die Verbesserung der **Qualität** konzentriert. KVP ist eine Denkweise, die mit kleinen Schritten die Produkt-, Prozess- und Servicequalität verbessern will.

Ein Beispiel wären Probleme bei aseptischen Abfülllinien, weil vielleicht die Fehlerrate zu hoch ist. Gemeinsam mit Teams aus verschiedenen Funktionsbereichen und verschiedensten Tool inkl. einer dedizierten **TIER Meeting** Struktur lassen sich Anlagen und Prozesse systematisch analysieren, um **Schwachpunkte** zu erkennen und diese anschließend sukzessive zu beseitigen. Unter der Anwendung des **Leanprinzips** und nach einigen Monaten der Abarbeitung zu erstellender, anzupassender oder zu aktualisierender Bauteile, Prozesse, Anweisungen und Dokumente, Abarbeitung von Änderungen und Re-Qualifizierungen und Re-Validierungen kann nicht nur die **Produktivität** deutlich erhöht, sondern auch die **Fehlerrate** gesenkt werden. Das bedeutet letztendlich mehr Output & weniger Abfall, ohne dass z. B. bei der Zahl des Personals irgendwelche Änderungen erforderlich sind.

Ein konkretes Beispiel wäre eine Analyse, um belastbare Daten zu den Abläufen zu erzeugen und daraus Verbesserungen aus **Prozessoptimierungen** abzuleiten. Hierbei werden wie interne Abläufe beobachtet und dokumentiert z. B. benötigte Zeiten, Laufwege etc. Im Anschluss wird analysiert und bewertet, ob die **Arbeitsabläufe** nicht vereinfacht (z. B. bei mehrfachem Wechsel des Raums, suboptimaler Dokumentation etc.) werden können, wodurch Zeit und Kosten reduziert werden. Sowohl unnötige Laufwege als auch händische Dokumentation kosten Zeit. Je nach Prozess und Sachlage mag das **Einsparungspotential** einer einmaligen Durchführung nur im Minutenbereich liegen. Da bestimmte Tätigkeiten pro Jahr teils mehrere hundert Male ausgeführt werden, kann das Einsparungspotential allerdings beträchtlich sein und sofern auf alle Prozesse angewendet, teils ganze **FTEs** (Full Time Equivalent: Entspricht der Arbeitszeit eines Mitarbeiters in Vollzeit) einsparen. Die Funktionsträger sind hier je nach Bereich und Analyse unterschiedlich stark eingebunden, werden aber zumindest über die Ergebnisse in Kenntnis gesetzt und müssen in der Folge Maßnahmen ableiten, z. B. die Modifizierung der Dokumente oder die Änderung der Raumplanung.

Anwendungen und spezifische Umsetzungen gehen oft fließend ineinander über und können je nach den Anforderungen der Regularien und Unternehmen variieren, grundsätzlich jedoch unterstützen alle die systematische kontinuierliche Analyse und schrittweise Umsetzung von **Qualitäts-** und **Effizienzverbesserungen** in den Produktionsbereichen und der Qualitätskontrolle und haben damit Einfluss auf das Betriebsergebnis – DEM Tagesgeschäft von **KL** und **HL**, auf breiter Ebene.

Produktionsbereiche und ihre **umsichtige Arbeitsweise** sind damit wichtige Eckpfeiler des Unternehmenserfolges. Dabei werden gerade **HLs** oft wegen der Eignung ihrer Ausbildung oder bisheriger guter Performance ausgewählt. Was oft nicht zu ihrer bisherigen Ausbildung und/oder Erfahrung gehörte, ist Grundwissen im **Projektmanagement** und **Controlling.** Um jedoch ihre Arbeit im Kontext der **Unternehmensführung** und darüber hinaus besser zu verstehen und zielführend steuern zu können, sind den HL und KL Aus- und Weiterbildungen im Projektmanagement & Controlling wärmstens ans Herz zu legen. Für Beides gibt es keinen „alleingültigen" Standard und es ist hilfreich, sich die im Unternehmen angewandten Methoden anzuschauen, bevor man sich entscheidet.

Ein weiterer Aufgabenbereich der **Funktionsträger** ist es, den Überblick über gesetzliche, behördliche und regulatorische Anforderungen zu behalten. Es gibt eine Reihe von Regelwerken, die für Arzneimittelhersteller relevant sind. Z. B. enthält das **europäische Arzneibuch** (Ph Eur) eine große Anzahl von einzelnen **Monographien** zu häufig verwendeten Ausgangsstoffen, aber auch von

z. B. Prüfmethoden. Diese Monographien werden in gewissen Zeitabständen bei Bedarf revisioniert, d. h. z. B. aufgrund neuer technischer oder wissenschaftlicher Erkenntnisse überarbeitet. Die Revision einer Monographie muss nicht zwingend Änderungen in den internen Dokumenten zur Folge haben, kann diese aber notwendig machen. Hier ist es die Aufgabe der Funktionsträger in ihrem jeweiligen Bereich frühzeitig die Revision zu delegieren, um die **Compliance** bezüglich Qualitätsanforderungen des Arzneibuchs aufrechtzuerhalten.

Weitere Beispiele sind neue oder umfangreich revisionierte Annexe des **EU GMP-Leitfadens.** Z. B. trat im Jahr 2011 der Annex 11 zur Nutzung von **computergestützten Systemen** in Kraft (BMG, 2011). Auch wenn der derzeitige Annex mit einer Seitenlänge von 7 Seiten vom Umfang und den Mindestanforderungen relativ überschaubar ist, bedeutete dies für viele Unternehmen eine große Herausforderung. Die **Validierung computergestützter Systeme** ist ein Spezialbereich, dessen Elemente früher häufig ungenügend abgesichert waren und Risiken für Datenverlust, Datenmanipulation etc. weitaus größer waren. Hier waren sowohl **HL** als auch **KL** gefragt, in ihren Bereichen relevante Systeme (z. B. Abfüllanlagen in der **Produktion** oder eine HPLC in der **Qualitätskontrolle**) zusätzlich so zu sichern, dass u. a. der Zugriff ausreichend reglementiert ist, Programme nicht ohne Autorisierung geändert werden können/ dürfen, das Risiko von Datenverlust und -manipulation ausreichend minimiert ist, elektronische Operationen nachvollziehbar, geprüft und gesichert verfügbar sind.

Eine weitere umfangreiche Änderung trat im Jahr 2015 mit dem derzeit gültigen Annex 15 **Prozessvalidierung** in Kraft (BMG, 2018). Auch diese Änderungen bedeuteten für viele Unternehmen erhebliche Umstellungen. In solchen Fällen war es nicht ungewöhnlich, dass Herstellungsprozesse erneut validiert werden mussten, da die der Zulassung zugrunde liegende Validierung ggfs. viele Jahre oder Jahrzehnte zurücklag und die Durchführung den angehobenen Standards nicht mehr gerecht wurde. Im Normalfall liegt auch hier der „Ball" bei den Funktionsträgern, bei Herstellungsprozessen beim **HL,** jedoch ist die **Qualitätskontrolle** ebenfalls stark bei Prozessvalidierungen beteiligt.

Eine besonders tiefgreifende Änderung betrifft den **Annex 1** (Herstellung steriler Arzneimittel). Der neue Annex in der Version von 2023 hat ca. viermal so viele Seiten wie die Vorversion. Der Detailgrad der Anforderungen wurde deutlich angehoben, was je nach Alter und Design der verwendeten Technologien, Anlagen, Räumlichkeiten und Prozesse hier und da Nachholbedarf bedeuten konnte. Darüber hinaus führte der neue Annex 1 ein neues Konzept bzw. eine Übersichtsstrategie ein, die sog. **Contamination Control Strategy (CCS)** (EC, 2022), die alle Maßnahmen/Prozeduren zusammenfasst, die sicherstellen sollen, die Gefahr der **Kontamination** der Endprodukte durch Mikroorganismen und Partikel auf ein Minimum zu reduzieren. Auch hier ist ein produktives Zusammenspiel vorwiegend des **HLs**, aber auch **KL** und **QP** und der **Qualitätssicherung** unerlässlich, um ggfs. Lücken oder Schwachstellen erkennen und abstellen zu können. Im Gegenzug bedeuten umfangreichere Änderungen der ICH-Richtlinie **ICH Q2 (R2)** für Methodenvalidierungen (ICH, 2022) vorwiegend für den KL zusätzliche Arbeit, um ggfs. Anpassungsbedarf der internen Prozeduren zu ermitteln und umzusetzen.

Die **Compliance** der Prozesse der einzelnen Fachabteilungen mit den Anforderungen dieser GMP-Regelwerke liegt im gemeinschaftlichen Verantwortungsbereich von **HL, KL** und **QP,** die die Übereinstimmung auch während **Behörden-Inspektionen** nachweisen und verteidigen müssen, wobei je nach Bereich verschieden Behörden zuständig sind (Blasius, 2015). **Kunden-Audits** oder Behörden-Inspektionen sind wichtig, stellen aber auch eine z. T. erhebliche zeitliche Belastung der Funktionsträger dar. Häufig laufen Inspektionen sehr organisiert ab und werden von der Qualitätssicherung geplant und koordiniert. Inspektionen können von einem Tag bis zu 2 Wochen gehen. Die Vorstellung und Verteidigung der eigenen Prozesse erfolgt zwar durch Experten, die diesen Prozess tagtäglich ausführen, die zuständigen **Funktionsträger** sind aber häufig anwesend, um bei Problemen oder Unklarheiten einspringen und ggfs. **findings** (Mängel, die im Inspektionsbericht festgehalten und in der Folge zu beseitigen sind) durch kluge Argumentationen abwenden zu können. Die QP ist häufig Dauergast während einer Inspektion, um bei Unklarheiten zu qualitätsrelevanten Fragen Stellung zu nehmen, aber auch, um sich der Prozesse und bestimmter Mängel bewusst zu werden, da die QP direkt rechtlich für die Freigabe der Produkte verantwortlich ist.

Die Teilnahme an **Audits** oder **Inspektionen** kann durchaus einen erheblichen Mehraufwand bedeuten, zu Lasten der Kernaufgaben der **Funktionsträger.** Je nachdem, wie viele Produkte und Zulassungen das Unternehmen weltweit besitzt, können z. T. mehrere Inspektionen pro Jahr stattfinden, jeweils durch Behördenvertreter verschiedener Länder. Für sog. **CDMO** (Contract Development and Manufacturing Organization), also Firmen, die im Auftrag anderer Produkte herstellen, kommen noch zahlreiche Kunden-Audits hinzu, da auch Kunden Vertrauen in den beauftragten Vertragspartner haben möchten und sich so vor Ort ein Bild von den Räumlichkeiten und den **Qualitätsmanagementsystem** mit all seinen Elementen machen.

Es gibt phasenweise in einigen Firmen auch Zeiten, in denen sich aufgrund von Umstrukturierungen oder krankheits-, kündigungs- oder schwangerschaftsbedingten Abgängen/Ausfällen auch Mangelzustände bilden können. Das sind

Fälle, in denen Tätigkeiten wie Schulungen, Bearbeitung von Protokollen, **Quali-fizierungen** und **Validierungen, Abweichungen, Change Controls** oder **CAPAs** (corrective actions und preventive actions: Maßnahmen, die bei aufgetretenen Fehlern definiert werden, um die Fehlerursache zu beseitigen (Vogel, 2023)) nicht mehr fristgerecht abgeschlossen werden kann. Dies kann z. T. erhebliche Auswirkungen auf das **operative Geschäft** haben, z. B. indem Anlagen gesperrt werden müssen und dadurch Produktionen ausfallen können oder die geplante Freigabe von Produktchargen nicht erfolgen kann. Hier sind je nach betroffenem Bereich auch der **KL** und **HL** in der Pflicht. Es muss der Umfang des Backlogs ermittelt werden, eine Priorisierung der Abarbeitung erfolgen (z. B. nach Faktoren wie Kritikalität und Einfluss auf **Chargenfreigaben**), Kapazitäten für die Abar-beitung geschaffen werden, entweder intern oder durch externe Unterstützung, sowie der Fortschritt bei der Beseitigung des Backlogs regelmäßig überwacht werden.

Insgesamt zeigt sich durch die weiteren Beispiele in diesem Kapitel, dass die **Funktionträger KL, HL** und **QP** ein sehr abwechslungsreiches und anspruchsvolles und interaktives Aufgabegebiet haben, das zuweilen sehr fordernd sein und auch an die persönliche Belastungsgrenze gehen kann. Deswe-gen sollten Personen, die diese Position anstreben, neben den ganzen fachlichen **Qualifikationen** auch eine gehörige Portion Robustheit in Form von **Stressre-sistenz** bzw. eine vernünftige Strategie zur Stressbewältigung mitbringen.

Zusammenfassung und Ausblick: Funktionsträger im GMP-Umfeld

Die hier vorgestellten Funktionsträger **Leiter der Qualitätskontrolle, Leiter der Herstellung** und **Qualified Person** sind sehr wichtige Personen in pharmazeutischen Unternehmen. In ihrer jeweiligen Abteilung sind sie beim kombinierten Auftreten von **GMP-** und Personalverantwortung Dreh- und Angelpunkt aller wichtigen Aktivitäten. Für die Durchführung der verschiedenen Aufgaben sind häufig Mitarbeiter der Abteilung zuständig. In einigen Fällen kümmern sich **KL** und **HL** nur um die Prüfung der Einhaltung der Vorgaben durch Durchsicht der Pläne, **SOPs,** Protokolle, Berichte und Zertifikate. Es gibt aber auch zahlreiche KLs und HLs, die noch selbst „Hand anlegen", in Form der Ausformulierung von Änderungskontrollanträgen, der Bewertung des Einflusses bei Abweichungen, dem Erstellen von Risikobetrachtungen aus besonderem Anlass und vieles mehr.

Eine genaue Abgrenzung der Zuständigkeiten der **Funktionsträger** über Funktions- bzw. Stellenbeschreibungen ist wichtig, damit keine unnötigen Überlagerungen und Doppelarbeiten entstehen. Bei getrennter Besetzung dieser Positionen (Abteilungsleiter vs. KL oder HL) gibt es sowieso oft genug erhöhten Abstimmungsbedarf zum Vorgehen bei bestimmten Themen. Wer für den reibungslosen Ablauf in der Abteilung zuständig ist und mit oft begrenzten Personalressourcen den oft anspruchsvollen Forecast des **Managements** zu erreichen versucht, also ständig nahe seiner eigenen Belastungsgrenze und der seiner Mitarbeiter, die Routine zu meistern versucht, setzt bei Aufgaben, die „On-Top" dazukommen, häufig andere Prioritäten als jemand, dessen Fokus die Einhaltung der arzneimittelrechtlichen Anforderungen und damit der **GMP-Compliance** ist.

Insgesamt sollten die **Funktionsträger** wichtige „Felsen in der Brandung" darstellen, die Abläufe bei der Herstellung von Arzneimitteln vorschriftsgemäß

P. U. B. Vogel et al., *Funktionsträger im GMP-Umfeld*, essentials, https://doi.org/10.1007/978-3-662-68720-8_6

auszuführen und zu kontrollieren, die Resultate nachvollziehbar zu bewerten, um so die **Arzneimittelqualität** und **-sicherheit** zu gewährleisten. Im hektischen Alltag ist aber niemand unfehlbar, auch Funktionsträgern unterlaufen Fehler. Aus diesem Grund wird alles, was im **GMP-Sektor** passiert, zusätzlich von der **Qualitätssicherung** geprüft und überwacht.

Das Wichtigste überhaupt ist jedoch eine **produktive Zusammenarbeit** und Abstimmung der **Funktionsträger.** Teilweise ist der Fokus zu stark auf die eigene Abteilung ausgerichtet, wobei Schnittflächen und gemeinsame Verantwortlichkeiten nicht ausreichend Beachtung finden. Dabei verhält es sich bezüglich **Produktivität** und **Qualität** eines Unternehmens ähnlich wie mit den Rädchen eines Uhrwerks. Sobald sich die einzelnen Rädchen reibungslos drehen, sie gut ineinandergreifen, wird auch das Gesamtuhrwerk funktionieren, wenigstens meistens.

Was Sie aus diesem *essential* mitnehmen kann

- Die Leiter der Qualitätskontrolle und Herstellung sowie die Qualified Person sind wichtige Funktionsträger im Arzneimittelbetrieb
- Die Besetzung der Stellen ist verpflichtend und dient der Einhaltung der Standards für die Arzneimittelqualität und -sicherheit
- Die Anforderungen an die Qualifikation der QP sind auf EU-Ebene standardisiert, werden aber von Mitgliedstaaten teils unterschiedlich gehandhabt
- Neben der Wahrung von GMP-Anforderungen haben die Funktionsträger häufig Personalverantwortung
- Sie sind zentraler Dreh- und Angelpunkt für Entscheidungen und Schnittstellen mit anderen Abteilungen

© Der/die Herausgeber bzw. der/die Autor(en), exklusiv lizenziert an Springer-Verlag GmbH, DE, ein Teil von Springer Nature 2023
P. U. B. Vogel et al., *Funktionsträger im GMP-Umfeld*, essentials,
https://doi.org/10.1007/978-3-662-68720-8

Literatur

Blasius. (2014). Arzneimittelherstellung Mehr als Produktion und Qualitätskontrolle. DAZ Nr. 30, Seite 54. https://www.deutsche-apotheker-zeitung.de/daz-az/2014/daz-30-2014/arzneimittelherstellung. Zugegriffen: 14. Okt. 2023.

Blasius. (2015). Behördliche Überwachung Welche Behörden sind für die Arzneimittelüberwachung zuständig? DAZ Nr. 8, Seite 62. https://www.deutsche-apotheker-zeitung.de/daz-az/2015/daz-8-2015/behoerdliche-ueberwachung. Zugegriffen: 9. Okt. 2023.

BMG. (2011). Anhang 11 zum EG-Leitfaden der Guten Herstellungspraxis Computergestützte Systeme. https://www.bundesgesundheitsministerium.de/fileadmin/Dateien/3_Downloads/Statistiken/GKV/Bekanntmachungen/GMP-Leitfaden/Anlage_2_zur_Bekanntmachung_-_Annex_11.pdf. Zugegriffen: 24. Nov. 2023.

BMG. (2013). Kapitel 1 Pharmazeutisches Qualitätssystem. https://www.bundesgesundheitsministerium.de/fileadmin/Dateien/3_Downloads/Statistiken/GKV/Bekanntmachungen/GMP-Leitfaden/Kapitel_1_Pharmazeutisches_Qualitaetssystem.pdf. Zugegriffen: 20. Nov. 2023.

BMG. (2014a). Kapitel 6 Qualitätskontrolle. https://www.bundesgesundheitsministerium.de/fileadmin/Dateien/3_Downloads/Statistiken/GKV/Bekanntmachungen/GMP-Leitfaden/Kapitel_6_Qualitaetskontrolle_01.pdf. Zugegriffen: 4. Nov. 2023.

BMG. (2014b). Kapitel 2 Personal https://www.bundesgesundheitsministerium.de/fileadmin/Dateien/3_Downloads/Statistiken/GKV/Bekanntmachungen/GMP-Leitfaden/Kapitel_2_Personal.pdf. Zugegriffen: 5. Nov. 2023.

BMG. (2015). Kapitel 5 Produktion. https://www.bundesgesundheitsministerium.de/fileadmin/Dateien/3_Downloads/Statistiken/GKV/Bekanntmachungen/GMP-Leitfaden/Kapitel_5_Produktion.pdf. Zugegriffen: 5. Nov. 2023.

BMG. (2017). Annex 16 zum EU-Leitfaden der Guten Herstellungspraxis Zertifizierung durch eine sachkundige Person und Chargenfreigabe. https://www.bundesgesundheitsministerium.de/fileadmin/Dateien/3_Downloads/Statistiken/GKV/Bekanntmachungen/GMP-Leitfaden/GMP-Anhang16.pdf. Zugegriffen: 2. Nov. 2023.

BMG. (2018). Anhang 15 zum EU-Leitfaden der Guten Herstellungspraxis. https://www.bundesgesundheitsministerium.de/fileadmin/Dateien/3_Downloads/Statistiken/GKV/Bekanntmachungen/GMP-Leitfaden/EU-GMP-Leitfaden_Anhang_15.pdf. Zugegriffen: 4. Okt. 2023.

© Der/die Herausgeber bzw. der/die Autor(en), exklusiv lizenziert an Springer-Verlag GmbH, DE, ein Teil von Springer Nature 2023
P. U. B. Vogel et al., *Funktionsträger im GMP-Umfeld*, essentials,
https://doi.org/10.1007/978-3-662-68720-8

BMJ. (2019a). Verordnung über die Anwendung der Guten Herstellungspraxis bei der Herstellung von Arzneimitteln und Wirkstoffen und über die Anwendung der guten fachlichen Praxis bei der Herstellung von Produkten menschlicher Herkunft (Arzneimittel- und Wirkstoffherstellungsverordnung – AMWHV) https://www.gesetze-im-internet.de/amwhv/BJNR252310006.html. Zugegriffen: 21. Nov. 2023.

BMJ. (2019b). Verordnung über die Anwendung der Guten Herstellungspraxis bei der Herstellung von Arzneimitteln und Wirkstoffen und über die Anwendung der guten fachlichen Praxis bei der Herstellung von Produkten menschlicher Herkunft (Arzneimittel- und Wirkstoffherstellungsverordnung – AMWHV) §4 Personal. https://www.gesetze-im-internet.de/amwhv/__4.html. Zugegriffen: 23. Okt. 2023.

BMJ. (2020). Verordnung über Sera, Impfstoffe und Antigen nach dem Tiergesundheitsgesetz (Tierimpfstoff-Verordnung) § 5 Sachkundige Person. https://www.gesetze-im-internet.de/tierimpfstv_2006/__5.html. Zugegriffen: 2. Nov. 2023.

Concept Heidelberg GmbH. (2022). Neuer PIC/S Annex 16: Zertifizierung durch die autorisierte Person und Chargenfreigabe. https://www.gmp-navigator.com/gmp-news/pics-ueberarbeitet-gmp-leitfaden-zur-beruecksichtigung-der-eu-clinical-trial-regulation. Zugegriffen: 7. Nov. 2023.

DAZ.online. (2018). Impfstoff-Skandal in China weitet sich aus. https://www.deutsche-apotheker-zeitung.de/news/artikel/2018/07/30/polizei-beantragt-18-haftbefehle-who-lobt-chinesische-behoerden. Zugegriffen: 28. Nov. 2023.

EC. (2017a). Guidelines on good manufacturing practice specific to advanced therapy medicinal products. https://health.ec.europa.eu/system/files/2017-11/2017_11_22_guidelines_gmp_for_atmps_0.pdf. Zugegriffen: 29. Okt. 2023.

EC. (2017b). Guidelines on good manufacturing practice specific to advanced therapy medicinal products. https://health.ec.europa.eu/system/files/2017-11/2017_11_22_guidelines_gmp_for_atmps_0.pdf. Zugegriffen: 24. Sept. 2023.

EC. (2023). Annex 1 Manufacture of sterile medicinal products. https://health.ec.europa.eu/system/files/2022-08/20220825_gmp-an1_en_0.pdf. Zugegriffen: 19. Okt. 2023.

EG. (2001). Richtlinie 2001/83/EG DES EUROPÄISCHEN PARLAMENTS UND DES RATES vom 6. November 2001 zur Schaffung eines Gemeinschaftskodexes für Humanarzneimittel. https://eur-lex.europa.eu/legal-content/DE/TXT/PDF/?uri=CELEX:32001L0083. Zugegriffen: 2. Nov. 2023.

FDA. (2006). Guidance for industry quality systems approach to pharmaceutical CGMP regulations. https://www.fda.gov/media/71023/download. Zugegriffen: 14. Okt. 2023.

ICH. (2022). Validation of analytical procedures Q2(R2). https://database.ich.org/sites/default/files/ICH_Q2-R2_Document_Step2_Guideline_2022_0324.pdf. Zugegriffen: 19. Nov. 2023.

Kissel, U. (2022). QP qualification requirements in different member states. In: Gmp-journal (Herausgeber: Concept Heidelberg GmbH). https://www.gmp-journal.com/current-articles/details/qp-qualification-requirements-in-different-member-states.html. Zugegriffen: 8. Sept. 2023.

Lomen, H., & Kreidler-Pleus, D. (2016). QP: Die persönliche Haftung bei fahrlässigem Verhalten. In: GMP-Journal (Herausgeber: Concept Heidelberg GmbH). https://www.gmp-journal.de/aktuelle-artikel/details/qp-die-persoenliche-haftung-bei-fahrlaessigem-verhalten.html. Zugegriffen: 17. Okt. 2023.

Raus, S. (2020). Die QP soll entscheiden oder „Lessons learned". In: GMP-Verlag Peither AG. https://www.gmp-verlag.de/content/de/gmp-news-uebersicht/gmp-newsletter/gmp-logfile-leitartikel/d/1473/gmp-logfile-11-2020-QP-soll-entscheiden-oder-lesson-learned. Zugegriffen: 25. Nov. 2023.

vfa. (2021). vfa-Positionspapier Qualified Person (QP). https://www.vfa.de/download/qualif ied-person.pdf. Zugegriffen: 5. Nov. 2023.

Vogel PUB. (2020a). *Qualitätskontrolle von Impfstoffen.* Springer Spektrum. https://doi.org/ 10.1007/978-3-658-31865-9.

Vogel PUB. (2020b). *Validierung bioanalytischer Methoden.* Springer Spektrum. https://doi. org/10.1007/978-3-658-31952-6.

Vogel PUB. (2021). *GMP-Risikoanalysen.* Springer Spektrum. 978-3658352073.

Vogel PUB. (2023). *Abweichungsmanagement im pharmazeutischen Betrieb.* Springer Spektrum. https://doi.org/10.1007/978-3-662-66892-4.

Waldron, K. (2018). Quality risk management 101: A brief history of risk management in the regulation of medicinal products. https://www.pharmaceuticalonline.com/doc/qua lity-risk-management-a-brief-history-of-risk-management-in-the-regulation-of-medici nal-products-0001. Zugegriffen: 16. Okt. 2023.

ZLG. (2018). Pharmaceutical Inspection Convention Scheme – PIC/S. https://www.zlg.de/ arzneimittel/international/internationale-organisationen. Zugegriffen: 8. Nov. 2023.

Printed in the United States
by Baker & Taylor Publisher Services